Balkrishna Dubey

Matrizes de polímeros liofilizados para uma melhor administração transdérmica de medicamentos

Balkrishna Dubey

Matrizes de polímeros liofilizados para uma melhor administração transdérmica de medicamentos

ScienciaScripts

Imprint
Any brand names and product names mentioned in this book are subject to trademark, brand or patent protection and are trademarks or registered trademarks of their respective holders. The use of brand names, product names, common names, trade names, product descriptions etc. even without a particular marking in this work is in no way to be construed to mean that such names may be regarded as unrestricted in respect of trademark and brand protection legislation and could thus be used by anyone.

Cover image: www.ingimage.com

This book is a translation from the original published under ISBN 978-3-659-89744-3.

Publisher:
Sciencia Scripts
is a trademark of
Dodo Books Indian Ocean Ltd. and OmniScriptum S.R.L publishing group

120 High Road, East Finchley, London, N2 9ED, United Kingdom
Str. Armeneasca 28/1, office 1, Chisinau MD-2012, Republic of Moldova, Europe
Managing Directors: Ieva Konstantinova, Victoria Ursu
info@omniscriptum.com

Printed at: see last page
ISBN: 978-620-8-61982-4

ÍNDICE

Capítulo 1

INTRODUÇÃO

O domínio do desenvolvimento de sistemas de administração de medicamentos registou recentemente uma fase de enormes mudanças. Com o emprego de muitas ideias e técnicas inovadoras. Este progresso na investigação foi considerado essencial, tendo em conta o aparecimento de muitas doenças temidas, embora as doenças antigas não tenham sido erradicadas na totalidade. As potencialidades dos medicamentos foram muitas vezes reduzidas com a exposição a uma série de efeitos adversos. Assim, os cientistas de muitos laboratórios e institutos de investigação de todo o mundo envidaram esforços para tornar os medicamentos cada vez mais eficazes, mas seguros, colocando-os numa embalagem que possa servir esse objetivo.

Para além da conceção da embalagem, foi dada atenção à procura de novas técnicas e de vias adequadas e selectivas. A mistura ou combinação destas ideias precipitou frequentemente em alguns dispositivos ou sistemas milagrosamente benéficos. As abordagens incluíram/desenvolvimento de microesferas (lipídicas, poliméricas, magnéticas, etc.), lipossomas, nanossomas, nanopartículas poliméricas, dispositivos baseados em laser, dispositivos osmorreguladores e sistemas de administração que funcionam através das camadas dérmicas.

Entre estes, o último, conhecido como Sistema Transdérmico de Administração de Medicamentos (TDDS), teve um impacto substancial na profissão médica, quando, no ano de 1982, foram desenvolvidos três dispositivos terapêuticos transdérmicos contendo nitroglicerina para o tratamento da angina de peito, que receberam com êxito a aprovação da FDA para comercialização nos EUA. O número de medicamentos continuou a aumentar com a introdução de adesivos transdérmicos de nicotina, escopolamina e estradiol (Chein, 1982).

Os sistemas terapêuticos transdérmicos são os dispositivos feitos à medida para satisfazer as exigências da terapia atual. Podem muito bem ser concebidos para proporcionar os seguintes benefícios (Karim, 1983 e Guy e Hadgraft, 1985).

1. O fornecimento controlado de moléculas de fármacos ao pool sistémico resulta num nível estável de fármaco e na constância da resposta fisiológica/farmacológica.
2. A duração da ação do medicamento pode ser prolongada e monitorizada de acordo com as necessidades da doença)

3. A eficácia terapêutica é melhorada, uma vez que evita a flutuação do nível do fármaco e elimina as hipóteses de sobredosagem e subdosagem.

4. Regime de dosagem simplificado devido à baixa frequência de dosagem do medicamento.

5. Evita o metabolismo de passagem hepático e a incompatibilidade com o trato gastrointestinal para permitir uma dose diária total mais baixa do medicamento.

6. Evita a possibilidade de absorção e metabolismo variáveis, frequentemente observados na terapêutica oral.

7. Evita o risco e o incómodo da terapia i..v.

8. O medicamento pode ser rapidamente retirado do sistema sempre que se torne indesejável

9. A variação inter e intra-doente é mínima.

10. a adesão e a aceitabilidade por parte dos doentes é elevada, uma vez que requer uma dose mínima e uma aplicação fácil, sem recurso a uma técnica sofisticada.

Limitações

Os sistemas transdérmicos de administração de medicamentos, para além das suas várias vantagens, também possuem alguns atributos indesejáveis

1. Os medicamentos potentes só podem ser administrados através destes sistemas.

2. Só podem ser utilizados medicamentos compatíveis e não irritantes.

Caraterísticas ideais do medicamento para o sistema de administração transdérmica de medicamentos

A formulação de medicamentos em sistemas de administração transdérmica de medicamentos requer as seguintes propriedades (Chein, 1982).

1. O peso molecular do medicamento deve ser inferior a 1000 unidades.

2. O ponto de fusão do medicamento deve ser inferior a 200°F.

3. O medicamento não deve estar irreversivelmente ligado aos tecidos subcutâneos.

4. O fármaco deve possuir um coeficiente de partição óleo/água favorável.

5. O medicamento não deve ser irritante para a pele.

6. Os medicamentos extremamente ácidos ou alcalinos não são adequados.
7. A solubilidade em óleo mineral e em água deve ser superior a 1 mg/ml.
8. Uma solução aquosa saturada do fármaco deve ter um valor de pH entre 5 e 9.
9. O medicamento deve ser ativo em doses entre 2-10 ug.

A PELE

O papel da pele no sistema de administração de fármacos por via dérmica é altamente significativo, uma vez que é um fator importante na determinação dos vários aspectos da administração de fármacos, como a permeação e a absorção do fármaco através das suas camadas para o pool sistémico. Assim, vale a pena realçar algumas caraterísticas importantes da pele que afectam diretamente os parâmetros da formulação e o seu desempenho.

A pele pode ser dividida em três camadas principais

A. Estrato córneo (10 um).

B. Epiderme viável (100 um).

C. Derme (100-200 um).

O estrato córneo é composto por células queratinizadas planas que contêm proteínas ricas em enxofre. Esta camada constitui a principal barreira à entrada de fármacos. As camadas da epiderme são de natureza hidrofílica. No interior, encontra-se a derme, que é perfundida por capilares sanguíneos que proporcionam um meio de remoção do fármaco para a circulação.

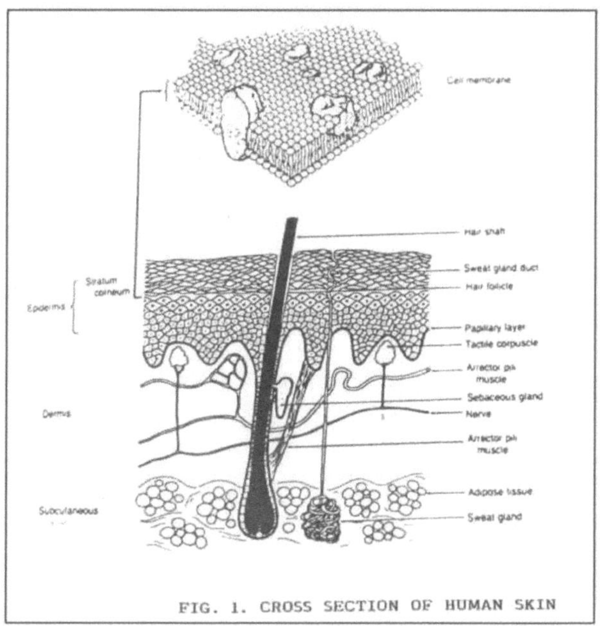

FIG. 1. CROSS SECTION OF HUMAN SKIN

As possíveis vias de penetração do fármaco através da pele são (Griescure, 1960) - ❖ Entre as células do estrato córneo

❖ Através das células do estrato córneo

❖ Através das glândulas sudoríparas

❖ Através das glândulas sebáceas

❖ Através dos folículos pilosos

A permeação transdérmica pode ser visualizada como uma série de eventos, como se segue:

A. Difusão com o dispositivo.

B. Partição no estrato córneo.

C. Difusão através do estrato córneo

D. Partição em epiderme viável.

E. Difusão através da epiderme viável.

F. Absorção na circulação sistémica e subsequente eliminação.

A difusão através do estrato córneo é a etapa de controlo da taxa. O estrato córneo pode ligar espécies de soluto, pelo que a concentração de espécies de soluto à superfície da pele é proporcional

à sua concentração no dispositivo do medicamento, de acordo com a sorção veículo/estrato córneo. O fluxo transdérmico J pode ser dado por

$$J = P_s C_s$$

Onde, Cs = diferença de concentração através da pele.

Ps = Coeficiente de permeabilidade da pele, que pode ser definido como

$$P_s = K_m. sb/hsb$$

Km = Coeficiente de distribuição do soluto entre o sistema e o estrato córneo.

sb = Coeficiente médio de difusão através da barreira cutânea.

hsb = Espessura da barreira cutânea.

A variação entre sujeitos na absorção através da pele pode surgir devido a -

A. Diferentes concentrações de soluto aplicadas à pele,

B. Inflamação da pele,

C. Grau de integridade do estrato córneo,

D. Utilização de veículos diferentes,

E. Variação regional da pele,

F. Área total coberta pela pele, e

G. Idade da pele.

Só após o conhecimento dos factores responsáveis pela absorção transdérmica é que a pele pôde ser utilizada como via de administração de medicamentos (Scheuplein, 1965, 1967 e 1973).

SISTEMA DE ADMINISTRAÇÃO TRANSDÉRMICA DE MEDICAMENTOS

Com base no mecanismo de libertação do fármaco e na construção, os sistemas de administração transdérmica de fármacos foram classificados em cinco classes (Chein, 1983; Buyukyaylaei, et. al, 1984; Jain et al, 1990a):

A. **Membrana controlada por permeação:** é composta por um reservatório de fármaco sob a forma de partículas sólidas puras de fármaco, uma suspensão de partículas sólidas de fármaco num meio líquido encapsulado num compartimento revestido por uma membrana impermeável, sendo este compartimento depois envolvido por uma membrana polimérica de permeação controlada, microporosa ou não porosa.

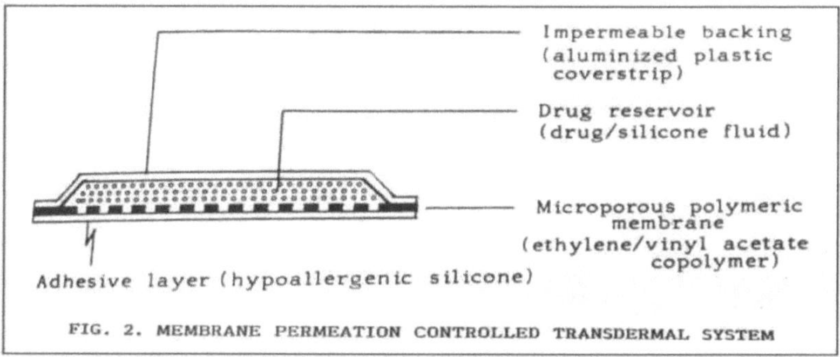

FIG. 2. MEMBRANE PERMEATION CONTROLLED TRANSDERMAL SYSTEM

B. **Sistemas de matriz com controlo da difusão:** Estes sistemas são preparados através da dispersão de partículas sólidas de fármaco num meio de matriz com controlo da difusão, de modo a formar um reservatório de fármaco que é posteriormente encapsulado num compartimento revestido por uma membrana impermeável.

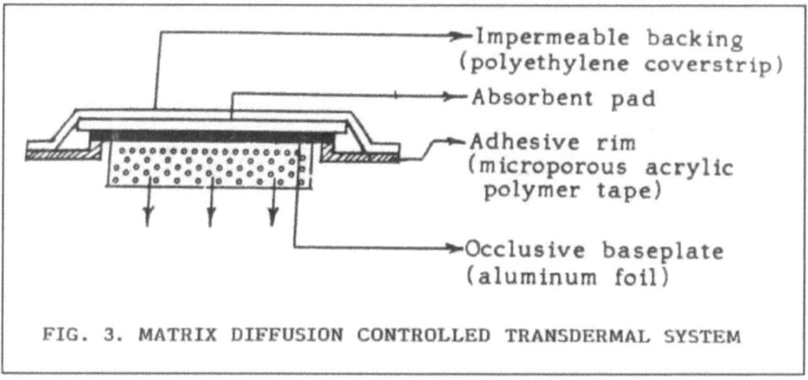

FIG. 3. MATRIX DIFFUSION CONTROLLED TRANSDERMAL SYSTEM

C. **Sistema de administração de fármacos microsselados:** é composto por um reservatório de fármaco, uma suspensão líquida de partículas sólidas de fármaco num polímero do tipo líquido solúvel em água, num elastómero de silicone, antes da reticulação do elastómero para formar uma dispersão estável de milhões de compartimentos líquidos microscópicos inalcançáveis de suspensão de fármaco numa matriz de polímero sólido.

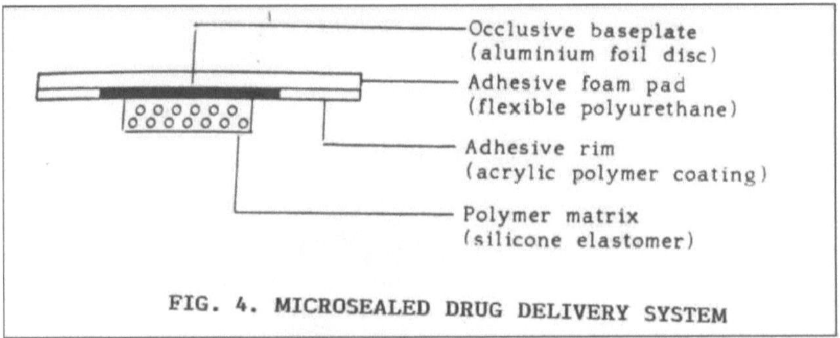

FIG. 4. MICROSEALED DRUG DELIVERY SYSTEM

D. **Dispersão polimérica pseudo-latax:** Estes tipos de sistemas envolvem a emulsificação de uma solução de fármaco em solvente orgânico e de polímero com uma solução aquosa de tensioativo, seguida da remoção do solvente orgânico e de alguma fração de água.

E. **Sistema de administração transdérmica e osmogénica:** nestes sistemas, o reservatório do fármaco é constituído por: (i) membrana de suporte, (ii) matriz de fármaco contendo fármaco com osmogente e inserida entre a membrana de suporte e a membrana de controlo da taxa de administração, e (iii) membrana de controlo da taxa de administração. São preparadas utilizando diferentes concentrações de soluções de polímeros e o fornecimento do fármaco a partir do sistema é afetado pelo fenómeno osmótico, em que um eletrólito é utilizado como osmogente.

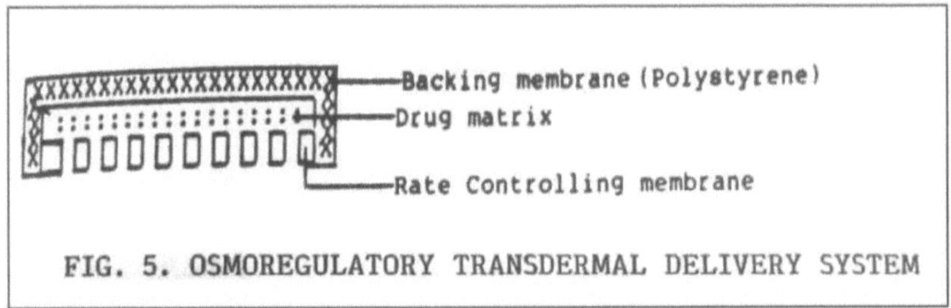

FIG. 5. OSMOREGULATORY TRANSDERMAL DELIVERY SYSTEM

SISTEMA TERAPÊUTICO TRANSDÉRMICO: CONSTRUÇÃO O sistema transdérmico é um sistema laminado de várias camadas, cada camada é construída para uma função específica Jain et al., 1983, william et al., 1983

Todo o sistema é constituído por um reservatório de sangue que contém o fármaco num gel polimérico, colocado entre uma membrana de suporte impermeável no lado exterior e uma membrana de controlo da taxa de administração no lado interior, que controla a administração do fármaco do sistema para a superfície da pele. A última camada é uma camada adesiva que serve para fixar o sistema na superfície da pele e fornece a dose primária antes da entrada controlada do fármaco.

Farmacocinética da formulação transdérmica

O modelo farmacocinético para um sistema de administração transdérmica de medicamentos desenvolvido pode ser apresentado da seguinte forma

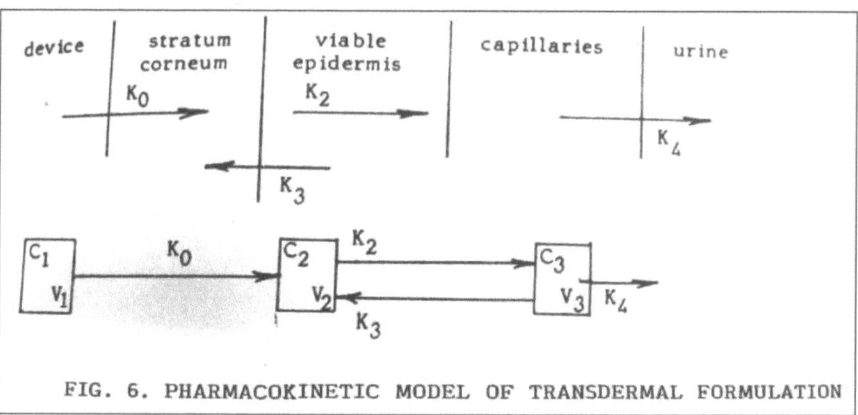

FIG. 6. PHARMACOKINETIC MODEL OF TRANSDERMAL FORMULATION

Trata-se de uma extensão do esquema proposto por Guy et al. (1982), que incorpora uma libertação de ordem zero através da pele, mas não inclui a difusão através do estrato córneo. Uma vez que se assumiu que esta é a taxa de libertação mais rápida do fármaco a partir do dispositivo, as constantes de taxa indicadas na figura acima dependem das propriedades físico-químicas do sistema em estudo, em que,

O KO descreve a libertação de seroordem (quantidade / unidade de área / unidade de tempo) a partir do dispositivo transdérmico. Estará relacionada com a propriedade de difusão do penetrante na matriz polimérica do dispositivo.

K2 descreve a difusão do penetrante através da epiderme viável e assumiu-se que esta parte da região da pele é um gel proteico aquoso.

K3 é a constante de velocidade que inclui o facto de o fármaco ter uma forte afinidade pelo estrato córneo. Este facto pode estar relacionado com a partição de / ou a ligação específica do fármaco aos componentes do estrato córneo.

K_4 é a constante da taxa de eliminação do fármaco do plasma e é determinada nos estudos farmacocinéticos quando o fármaco é perdido do plasma.

FACTORES QUE AFECTAM A FORMULAÇÃO TRANSDÉRMICA

Os vários factores podem ser classificados da seguinte forma

1. Propriedades físico-químicas das moléculas de fármacos-
   a. Coeficiente de partição,
   b. Condições de pH
   c. Caraterísticas das moléculas dos medicamentos, como o peso molecular e a estrutura.

2. Propriedades físico-químicas do sistema de libertação do fármaco
   a. Caraterísticas de libertação.
   b. Composição do sistema de administração de medicamentos.
   c. Melhoria da permeação transdérmica por potenciadores como solventes orgânicos ou por tensioactivos.
   d. Solubilidade ou partição do fármaco nos componentes da matriz.

3. Condições fisiológicas e patológicas da pele.
   a. Hidratação da pele,
   b. Temperatura da pele,
   c. Ferimentos na pele,
   d. Metabolismo cutâneo de medicamentos,
   e. Variações regionais.

Capítulo 2

PESQUISA BIBLIOGRÁFICA

No domínio dos sistemas transdérmicos de administração de fármacos, foram realizados até à data inúmeros estudos de investigação. Nesta parte da revisão da literatura, foram feitas tentativas para destacar os trabalhos de investigação mais importantes, juntamente com os seus resultados e outras conclusões significativas.

O ano de 1980 marcou o início de uma nova fase com o advento da amina escolar em adesivo transdérmico para administração controlada e alargada de fármacos durante 24 horas no tratamento profilático do enjoo de movimento (Chandrasekharan, 1984).

Em 1982, foram introduzidos no mercado dos EUA o Transderm (R), o nitrodisc (R) e o nitrodur (R), que contêm nitroglicerina e mantêm a administração controlada durante 24 horas (Karin, 1984).

A libertação in vitro de fármacos a partir de matrizes poliméricas foi estudada por e Patel (1976). Fármacos como a benzocaína e a diclometacaína foram incorporados em películas de etilceliulose e poliamida, tendo-se observado que o padrão de libertação do fármaco a partir destas películas poliméricas era de cinética de primeira ordem.

Os sistemas transdérmicos que contêm siloxano foram estudados para a libertação de diazepam (Vitt, Eleivic Industrial Co. Ltd, 1983)

Bernard (1983) estudou películas transdérmicas de polímeros acrílicos para a libertação de clonidina e verificou que a libertação in vitro era de 40% em dois dias e de 60% em seis dias.

Chein et al. (1987) introduziram um transporte transdérmico facilitado da infusão que se verificou ser absorvida em ratos diabéticos sob iontoforese.

Shaw et al. (1984) estudaram a farmacocinética da nitroglicerina e da clonidina administradas por via transdérmica.

Wonbrow e Friedman (1975) estudaram a libertação de ácido salicílico e cafeína a partir de película de etilcelulose.

Guy e Hadgraft (1985) investigaram a administração transdérmica de propanolol através da formulação de um adesivo para sete dias contendo 300-400 mg de fármaco e observaram um nível plasmático sustentado acima da concentração máxima efectiva.

Bhalla et al. (1985) formularam uma película transdérmica de libertação controlada de isossorbidedinitrato.

Baichwal (1984) estudou a libertação de clorfeneramina, efedrina e dexametasona a partir de películas poliméricas mono e multicamadas. As películas monocamada libertaram primeiro, enquanto as películas multicamada libertaram zero.

O'Neil et al. (1988) desenvolveram um produto transdérmico de trimol e avaliaram a permeação cutânea utilizando a pele de ratinho.

Zatz (1983) descreveu várias considerações físico-químicas para a administração transdérmica de medicamentos.

Tojo et al. (1988) estudaram a capacidade de reserva do estrato córneo que afecta a dinâmica da administração transdérmica de medicamentos.

Willium et al. (1980) estudaram a cinética de libertação de macromoléculas de matrizes poliméricas fundidas a - 80°C.

Jain et al. (1990a) introduziram um novo sistema de administração transdérmica de salbutamol baseado em princípios de osmorregulação.

Noutro estudo, Jain et al. (1990b) compararam a permeação cutânea do fármaco a partir de um sistema de administração de fármacos controlado por difusão em matriz e de um sistema de administração transdérmica de efedrina baseado em pseudolatex e concluíram que os pseudolatex são mais eficazes do que os sistemas baseados na difusão.

Capítulo 3

INVESTIGAÇÃO PREVISTA

No presente projeto, foi concebido e desenvolvido um sistema de administração transdérmica de fármacos contendo captopril para administrar o fármaco a uma taxa controlada durante um período prolongado. A administração controlada e prolongada do captopril é exigida devido à sua meia-vida biológica curta e à sua baixa biodisponibilidade na presença de alimentos, pelo que se pretendia administrar o fármaco como peso molecular, ponto de fusão, perfil de solubilidade, carácter iónico (pka 3.7) e natureza lipofílica e hidrofílica do fármaco, que se revelou favorável à formação de sistemas de administração transdérmica de fármacos.

A técnica de liofilização é selecionada para a preparação de matrizes poliméricas que minimizam as possibilidades de distribuição irregular do fármaco na matriz. A uniformidade no padrão de distribuição do fármaco pode revelar-se útil na reprodução da cinética de libertação e a matriz canalizada do fármaco resultante da liofilização aumenta ainda mais a taxa de libertação do fármaco.

Assim, tendo em conta os vários aspectos da formulação, o fármaco captopril foi escolhido para a conceção e o desenvolvimento de sistemas de administração transdérmica de fármacos baseados na técnica de liofilização, a fim de tornar o fármaco com um índice torácico melhorado. A adesão do doente (frequência de dose reduzida) e também para evitar a incompatibilidade de medicamentos co-administrados por via oral.

Capítulo 4

PLANO DE TRABALHO

O presente trabalho foi planeado para ser realizado de acordo com as seguintes linhas :

1. **Preparação da curva-padrão do captopril em**
   a. Metanol, e
   b. Tampão fosfato salino (pH 7,4)
2. **Estudos de pré-formulação**
   a. Estudos de solubilidade de fármacos, polímeros e plastificantes em solventes aquosos e não aquosos.
   b. Determinação do coeficiente de partição em
      i. Tampão n-octanol/fosfato salino (pH 7,4)
      ii. Pele/veículo,
      iii. Polímero/ventilação
   c. Permeação cutânea do fármaco utilizando a célula de difusão de Franz
   d. Estudos de compatibilidade fármaco-polímero para a estimativa do fármaco em diferentes veículos.
3. **I. Desenvolvimento e conceção de um sistema de administração transdérmica de medicamentos utilizando.**
   a. Diferentes rácios de concentração de polímeros.
   b. Diferentes concentrações de fase aquosa

   II. Preparação de matrizes poliméricas sem liofilização utilizando as mesmas concentrações de polímero

   III. Conceção de um sistema de administração transdérmica de medicamentos.
4. **Caracterização do sistema de distribuição transdérmica de fármacos desenvolvido para**
   a. Transmissão do vapor de água

b. Resistência à tração

c. Teor de humidade

d. Conteúdo do medicamento

e. Porosidade por observação microscópica.

5. Estudos in vitro

a. Estudos de libertação de fármacos

b. Estudos de permeação cutânea de fármacos

Capítulo 5

DROGA E ANÁLISE

A hipertensão tem sido um problema grave que contribui em grande medida para a taxa de mortalidade. Os tipos predominantes de hipertensão diastólica são a hipertensão primária (essencial) e a hipertensão secundária (maligna), sendo esta última considerada uma fase progressiva grave da primeira. Existem várias categorias de medicamentos disponíveis para a prevenção e o tratamento da hipertensão, mas, infelizmente, faltam-lhes muitas frentes para que tenham a eficácia e a capacidade desejadas.

As formas de dosagem convencionais não são capazes de direcionar as moléculas do fármaco de acordo com as necessidades de uma forma mais eficaz. Estas formas de dosagem orais ou intravenosas apresentam muitas caraterísticas indesejáveis. A curta duração de ação dos fármacos exige uma dosagem frequente que, em última análise, resulta numa oscilação do nível sanguíneo. Esta última conduz à ineficácia e, por vezes, a efeitos tóxicos indesejáveis devido ao aumento do nível do medicamento. O incumprimento por parte do doente é uma das maiores desvantagens, uma vez que o facto de se falhar a dose significaria diretamente um perigo para a vida. Assim, sentiu-se a necessidade de desenvolver formulações que pudessem eliminar estas deficiências ou armadilhas e a resposta foi encontrada nas formas de dosagem de administração controlada de medicamentos. Além disso, tendo em conta os méritos das preparações tópicas em relação às formas de dosagem orais e intravenosas, estas foram convertidas num novo tipo de sistemas de administração de pensos terapêuticos transversais. Estes sistemas são capazes de responder aos desafios das doenças cardiovasculares, proporcionando uma administração constante do fármaco durante um período de tempo alargado através da aplicação única de um penso. Assim, neste projeto, o sistema de administração de fármacos visa desvendar os seus benefícios reais para os doentes cardíacos.

CAPTOPRIL

Captopril

CH_3 O

$HS-CH_2-CH-C-N$

CO_2H

D-3,mercapto 2 methyl propanoyl L-proline

Peso molecular : 217,3

Descrição: Trata-se de um pó branco cristalino, com odor a sulfureto e ponto de fusão 104-110 °C.

Solubilidade : É muito solúvel em água, metanol e clorofórmio.

Constante de dissociação (Pka) : 3.7

Absorção, distribuição e excreção :

O captopril é absorvido rapidamente a partir do trato gastrointestinal. O pico de concentração plasmática ocorre ao fim de uma hora. A biodisponibilidade média é de cerca de 65%, o que diminui significativamente com a presença de alimentos, pelo que o captopril é administrado uma hora antes das refeições. O fármaco é eliminado rapidamente, cerca de 95% do fármaco é eliminado na urina, o que inclui 50% de captopril propriamente dito e o restante como metabolito fornecido.

Efeitos farmacológicos :

O captopril reduz a resistência arteriolar sistémica e a pressão arterial diastólica e sistólica em vários estados hipertensivos. O medicamento inibe a conversão da angiotensão I em angiotensão II ativa, que causa vasoconstrição e aumento da resistência periférica.

Efeitos adversos :

O captopril é geralmente bem tolerado em doentes que recebem cerca de 350 mg de medicamento por dia. Ocasionalmente, as reacções adversas parecem ser um resultado específico da inibição da enzima de redução. Pode ocorrer uma descida acentuada da tensão arterial em doentes que, após a administração de captopril, tenham sido tratados com múltiplos regimes de medicamentos que incluam diuréticos.

Utilizações terapêuticas :

O captopril é um medicamento de primeira linha no tratamento da hipertensão. Ao contrário dos bloqueadores B, controla a hipertensão sem alterar a resistência das vias respiratórias e também não produz hipocalemia e hiperuricemia. É frequentemente administrado no tratamento da insuficiência cardíaca aguda.

Perfil farmacocinético :

Os diferentes parâmetros plarmacocinéticos estão representados no quadro seguinte (Goodman e gillman, 1980).

Pharmacokinetic Parameters	Values
Oral availability	65.00%
Urine excretion	50.00%
Plasma Protein Binding	30.00%
Clearance (ML/MIN/KG)	12.7±0.5
Vd (l t/kg)	
Half life (hours)	1.9±0.5
Effective plasma concentration	50 ug/ml

Capítulo 6

TÉCNICAS ANALÍTICAS

Foram descritos na literatura vários métodos para a estimativa do captopril em várias formas de dosagem e fluidos biológicos. Estes incluem os seguintes:

Análise espectrofotométrica :

Singh e Robinson (1988) analisaram o captopril espetro-fotometricamente a 214 nm para os seus estudos da taxa de dissolução in *vitro* no fluido gástrico.

Mohamed et al. (1984) desenvolveram um método colorimétrico baseado num complexo de cor vermelha formado com 0,2 por cento de FECl3 e 0,1 por cento de solução de monohidrato de 1,10-fenantiolina, que foi medido a 510 mm.

Irashikiv et al. (1984) desenvolveram um método espetrofotométrico utilizando um espectrofluorómetro de cartucho C18 para a determinação do captolpril e dos seus metabolitos dissulfuretos no plasma.

Método cromatográfico :

Drummer et al. (1984) desenvolveram uma combinação de cromatografia gasosa e espetroscopia de massa para a determinação do captopril e do seu metabolito dissulfureto no plasma e na urina.

Cohin et al. (1982) quantificaram o captopril no sangue e na urina humanos por GLC selecionado em espetroscopia de massa de monitorização após administração oral de captopril.

Cohen et al. (1984) estudaram a identificação e a determinação do metabolito sulfureto-metilo do captopril no plasma humano por cromatografia gasosa de monitorização de iões selecionados e espetrometria de massa.

Kirschbaum et al. (1981) analisaram o captopril e a hidroclortiazida numa formulação combinada de comprimidos por cromatografia líquida. Foi utilizada uma coluna saturada com sílica de 57 um e um detetor de UV a 210 nm.

Kaelin et al. (1982) desenvolveram a redução eletroquímica sequencial, a partição de solventes e a colorimetria tiol automatizada para o captopril e o seu dissulfureto na urina.

Bhathala et al. (1984) determinaram o captopril e o seu metabolito dissulfureto no plasma por cromatografia gasosa utilizando uma coluna com 3 por cento de ov (0) em chromosorb w HP.

Matshukiet et al. (1987) propuseram um método sensível para a determinação do captopril em fluidos biológicos utilizando cromatografia gasosa - espetrometria de massa. Utilizaram uma coluna de vidro enrolada com 2 por cento de ov-1 ou cromatografia gasosa (801-100 mesh) com hélio como gás de arrastamento (30mL/min) e impacto de electrões a 70 w.

Análise por HPLC

Cavrini et al. (1988) relataram a determinação por HPLC de fármacos tiólicos em produtos farmacêuticos, utilizando o ácido etacrínico como agente derivatizante uv pré-coluna.

Perlman e Kirshbaum (1984) descreveram a determinação por HPLC do captopril em fluidos biológicos utilizando um detetor visível e as seguintes colunas (a) coluna de permuta aniónica, (b) coluna de amino Au, bondapack NH2, (c) octadecilsilano de fase reversa (5% ou 15% de cobertura).

Jarrett et al. (1984) relataram a análise do captopril por HPLC utilizando uma coluna de fase reversa com um cartucho de octadecilsilano permanentemente ligado e um espetrofotómetro.

Shimada et al. (1983) relataram a estimativa do captopril no sangue humano por HPLC utilizando um detetor eletroquímico. O eluído foi analisado numa coluna (30cmx3,5mm) de u bondapack C18 com acetonitrilo 0,8 por cento: NH4H2PO4 (PH3) (1:2) como fase móvel (1 mL/min) a + 0,9v vs um elétrodo de AgCl.

Boekens et al. (1988) determinaram o captopril total e inalterado no plasma humano por HPLC. Utilizaram sulfosil LC-8-DB (3 um) com 0,09 m-h3po4-metanol (4:1) contendo 10 mm de sulfonato de na-peleptona como fase móvel e deteção de fluorescência a 515 nm.

Imunoensaio

Nickeloff et al. (1984) descreveram um ensaio radioimunológico para o captopril total numa amostra de plasma humano.

Duneon et al. (1979) descreveram o desenvolvimento e a otimização de um radioimunoensaio para o captopril no plasma, no qual este forma um complexo com N- etilmaleimida. Neste método, são produzidos anticorpos em coelhos contra o captopril.

Kineshita et al. (1986) determinaram o captopril através de um procedimento de imunoensaio enzimático, utilizando um espectrofluorómetro e um contador de cintilação líquida para a medição da radioatividade.

Capítulo 7

TRABALHO EXPERIMENTAL

EXPERIMENTAL

PREPARAÇÃO DA CURVA-PADRÃO DO CAPTOPRIL

O captopril em tampão fosfato salino (pH 7,4) e em metanol foi estimado utilizando o método espetrofotométrico descrito por Singh e Robinson (1988), uma vez que este método foi considerado fácil e exato com precisão. O método envolve o seguinte:

(I) Preparação de tampão fosfato salino (pH7,4) com 20% de PEG- 400

O hidrogenofosfato dissódico (2,38 gm), o ortofosfato desidrogenado de potássio (0,19 gm), o cloreto de sódio (8,0 gm) e o PEG-400 a 20% foram dissolvidos em água suficiente para produzir 1000 mL.

(II) Preparação da solução padrão

A quantidade de captopril (20 mg), pesada com exatidão, foi dissolvida em manteiga fosfatada salina (pH 7,4) e o volume foi completado para 100 mL. Obteve-se assim a concentração de 200 ug/mL.

(III) Procedimento

As soluções padrão (0,1, 0,2 .... 0.8 mL) foram colocadas em recipientes volumétricos de 10 mL

O volume foi ajustado para 10 mL em cada frasco com tampão fosfato salino (pH 7,4). Assim, foi preparada a solução com uma gama de concentrações de 2 ug/ml a 16 ug/ml. A absorvância destas soluções foi medida contra as soluções em branco espectrofotometricamente a um máximo de 214 nm, utilizando o espetrofotómetro Beckman DB-G. As observações foram registadas nos quadros 1 e 2.

QUADRO : 01 Curva-padrão do captopril em tampão fosfato salino (PH 7,4) a 214 nm

S No	Concentration (µg/ml)	Absorbance
1	2	0.063
2	4	0.126
3	6	0.186
4	8	0.249
5	10	0.312
6	12	0.375
7	14	0.437
8	16	0.500

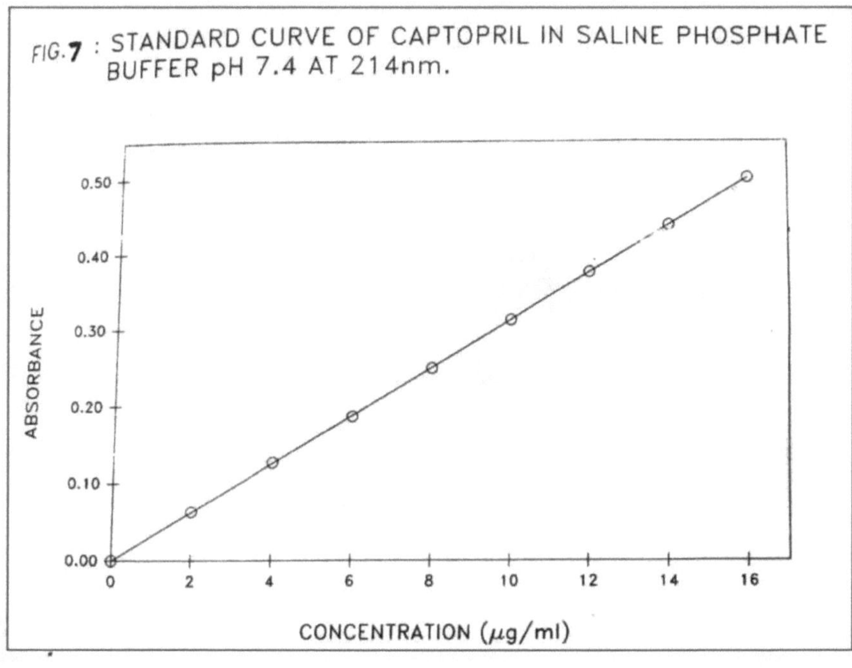

FIG.7 : STANDARD CURVE OF CAPTOPRIL IN SALINE PHOSPHATE BUFFER pH 7.4 AT 214nm.

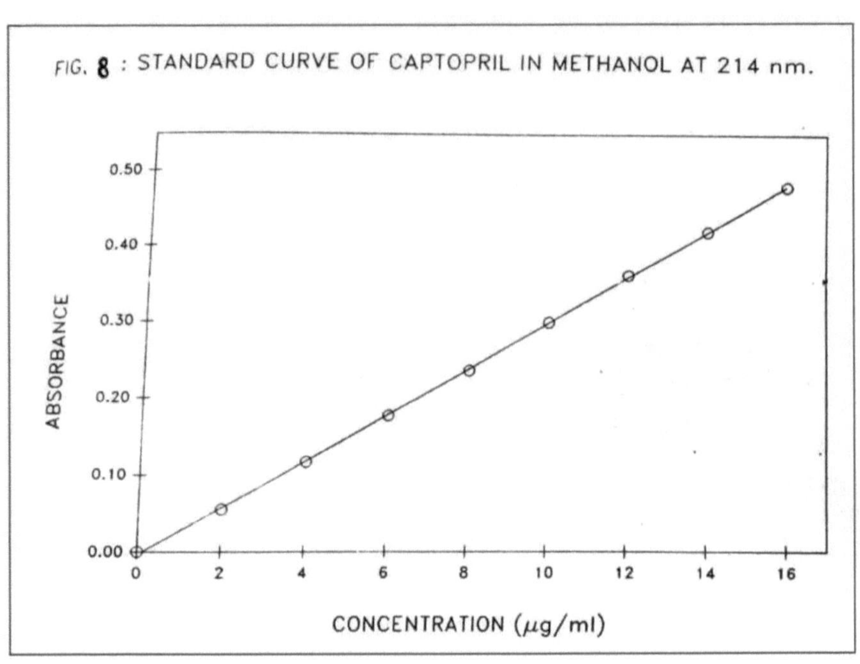

TABELA : 02 Curva-padrão do captopril em metanol a 214 nm

S No	Concentration (µg/ml)	Absorbance
1	2	0.055
2	4	0.117
3	6	0.177
4	8	0.237
5	10	0.300
6	12	0.362
7	14	0.421
8	16	0.480

Determinação da interferência de aditivos na estimativa do captopril:

Colocou-se um mililitro de solução-padrão (200 ug/ml) numa série de balões volumétricos de 10 ml. Adicionaram-se a cada balão dois ml de solução de polímero/plastificante com concentração de 10 ug/ml. O volume foi completado até aos 10 ml com tampão fosfato salino (pH 7,4) e mantido à parte durante 24 horas, com agitação ocasional. A absorvância desta solução foi medida em relação à respectiva solução em branco a 214 nm utilizando o espetrofotómetro uv (Beckman DB-G Spectrophotometer) e registada na tabela 3.

TABELA : 03 Dados de absorvância do captopril na presença de aditivos em tampão fosfato salino (PH 7,4) a 214 nm

S No	Additive	Absorbance
1	Captopril (20 μg/ml)	0.586
2	PVP	0.590
3	Eudragit RL-100	0.588
4	Eudragit RS-100	0.583
5	HPMC	0.614*
6	HEC	0.614*
7	Span-80	0.585
8	Tween-80	0.583
9	Dibutyl phthalate	0.586
10	PEG-400	0.585

- Indica interferência

RESULTADOS E DISCUSSÃO

O captropril foi estimado utilizando o método espetrofotométrico descrito por Singh e Robinson (1988). A curva-padrão do captopril foi preparada em tampão fosfato salino (PH:7,4) e em metanol. Verificou-se que o captopril segue a lei de Lambert na gama de concentrações de 2 ug/mL a 16 ug/Ml (Quadro 1 & 2 e fig. 1 & 2) a 214 nm. Além disso, a interferência do fármaco com vários aditivos (polímeros e outros solutos) foi estudada mantendo-os (fármaco e aditivo) durante 24 horas e, em seguida, a concentração do fármaco foi determinada após a extração do fármaco. Não se observou qualquer interferência significativa dos aditivos na estimativa do fármaco, exceto no caso da hidroxipropilmetilcelulose e da hidroxietilcelulose, como se mostra no quadro 3. Por conseguinte, o eudragit RL-100, o PVP, o dibutilftalato, o span-80 e o Tween 80 foram selecionados para a formulação do sistema de administração transdérmica de captopril.

Capítulo 8

ESTUDOS DE PRÉ-FORMULAÇÃO

O desenvolvimento de sistemas de administração transdérmica requer alguns estudos de investigação de vários parâmetros de pré-formulação.

O conhecimento destes parâmetros permite selecionar os vários aditivos e condições de formulação para uma administração eficaz e bem sucedida do fármaco no sistema biológico. Vários estudos incluem a solubilidade do fármaco e do polímero em diferentes solventes, o comportamento de partição do fármaco em condições variadas, a cinética de permeação do fármaco através da membrana polimérica e das camadas da pele e a interação entre o fármaco e os polímeros. A parte seguinte descreve a metodologia destes estudos, bem como os seus resultados e discussão.

Estudos de solubilidade de fármacos e polímeros

Cerca de 100 mg do fármaco e do(s) polímero(s) foram colocados em cada 2 ml de diferentes solventes (necessários para a formulação e estudos *in vitro* do sistema de administração transdérmica de fármacos) em tubos com rolha de vidro e agitados durante 60 minutos para dissolver o fármaco/polímero, separando depois a solução sobrenadante por centrifugação e, após filtragem, o teor de fármaco no sobrenadante foi determinado espectrofotometricamente a 214 nm e a solubilidade do polímero foi determinada medindo a viscosidade da solução sobrenadante. A solubilidade do fármaco e dos diferentes polímeros é apresentada na Tabela 4.

TABELA : 04 Estudos de solubilidade do fármaco e de diferentes polímeros

Name of Solute	Solvent			
	Distilled water	Buffer PH:7.4	Methanol	Chloroform
Captopril	++	++	++	++
PVP	+	+	++	++
Eudragit RL-100	_	_	++	++
Eudragit RS-100	_	_	++	++
Dibutylphthalate	_	_	++	++
Tributylphthalate	_	_	++	++

++ Muito solúvel , + Solúvel, - Insolúvel

COEFICIENTE DE PARTIÇÃO

A permeabilidade de um não eletrólito através de uma membrana biológica depende da solubilidade das moléculas penetrantes (blank e scheuplein, 1964). Os fármacos ideais para o sistema de administração transdérmica de medicamentos têm solubilidade em lípidos e em água. Por conseguinte, o coeficiente de partição do captopril foi determinado nos seguintes sistemas: tampão n-octanol-salinefosfato (ph 7,4), tampão pele-salinefosfato (ph 7,4) e tampão polímero-salinefosfato (ph 7,4).

A. Em tampão fosfato salino octanol (ph 7,4)

O coeficiente de partição entre o n-octanol e o tampão fosfato salino foi determinado utilizando o método descrito por leo et al. (1971). Num funil de separação, colocaram-se volumes iguais (10 ml) de tampão fosfato salino (pH 7,4) e de n-octanol e adicionaram-se 10 mg de captopril, pesados com exatidão. A mistura foi agitada durante 24 horas com um agitador de ação de pulso. A concentração do fármaco foi determinada após a separação das duas fases por espetrofotometria a 214 nm (Singh e Robinson 1988). As observações são apresentadas na tabela 5.

B. Tampão fosfato salino para a pele (ph 7,4)

A partição do fármaco entre o tampão fosfato salino (pH 7,4) e a pele foi determinada pelo método descrito por Valia et al. (1985). Um pedaço de pele inteira de cadáver humano excisada (indermatozada) foi pesado com precisão (80 mg) e colocado num tubo de ensaio com rolha de vidro contendo 10 mg de fármaco. O tubo foi mantido em equilíbrio durante 36 horas à temperatura ambiente. A solução foi filtrada e analisada para determinar a concentração do fármaco a 214 nm utilizando um espetrofotómetro uv (backman-DB-G) segundo o método descrito por Singh e Robison (1988). A quantidade de fármaco particionado na pele (solubilidade,n) foi calculada utilizando a equação relatada por tojo (1987) e os resultados são apresentados na tabela 5.

$$\mathbf{n = (c_b - c_a) \times 10}$$

em que cb e c_a são as concentrações do fármaco na solução antes e depois do equilíbrio, respetivamente.

QUADRO : 05 Dados do coeficiente de partição

Drug	System	Partition Coefficient
Captopril	n-octanol-SPB (PH 7.4)	0.87 ± 0.11
Captopril	Skin-SPB (PH 7.4)	1.16 ± 0.48

C. Tampão fosfato salino (ph 7,4)=polímero:

As matrizes poliméricas sem fármaco foram preparadas. Os pequenos pedaços foram cortados e colocados no fundo de um frasco cónico de 100 ml contendo 100 ml de solução de fármaco (100 ug/mL) em tampão fosfato salino (pH 7,4). O sistema foi equilibrado durante 24 horas. A película polimérica foi retirada e a solução foi analisada quanto ao fármaco residual.

O coeficiente de partição km (polímero/tampão) foi calculado utilizando a equação descrita por hunke e matheson (1981) e os resultados são apresentados na tabela 6.

$$K_m = (Is/V)/\ Co$$

Onde, Is é a quantidade de fármaco absorvida pelo polímero, V é o volume da matriz de hidrato e Co é a concentração de utilização no tampão no equilíbrio.

TABELA : 06 Dados do coeficiente de partição (Polímero-SPB, PH:7,4)

Polymer	Partition Coefficient
Eudragit RL-100	0.1324
Eudragit RS-100	0.1173
PVP	0.1875

Estudo de permeabilidade cutânea a medicamentos:

A permeabilidade cutânea do fármaco através da pele isolada de cadáver humano (obtida no M.G.M. College, indore, Mp) foi determinada colocando uma solução aquosa de fármaco (2 mg) no compartimento dador, separada por um pedaço de pele de cadáver humano entre os dois compartimentos. A pele foi interposta de forma a que o lado do estrato córneo da pele fosse continuamente banhado com o conteúdo do compartimento dador. O compartimento recetor continha tampão fosfato salino de pH 7,4

A temperatura do compartimento recetor foi mantida a $37 \pm 1^{\circ}c$ com a ajuda de um banho de água em circulação e o compartimento dador foi exposto à temperatura ambiente ($32 \pm 1^{\circ}c$).

Um mL de amostra foi retirado após cada hora, durante 10 horas, e substituído por igual quantidade de tampão fosfato salino de pH 7,4. Estas amostras foram testadas espectrofotomatericamente e as observações são apresentadas na tabela 7.

QUADRO : 06 Permeação cutânea de fármacos in vitro

S. No.	Time (hrs)	% Drug Permeated cm^2
1.	1.	9.50
2.	2.	21.00
3.	3.	29.50
4.	4.	35.50
5.	5.	44.50
6.	6.	50.00
7.	7.	56.00
8.	8.	64.50
9.	14	80.50
10.	15	86.10
11.	16	86.40

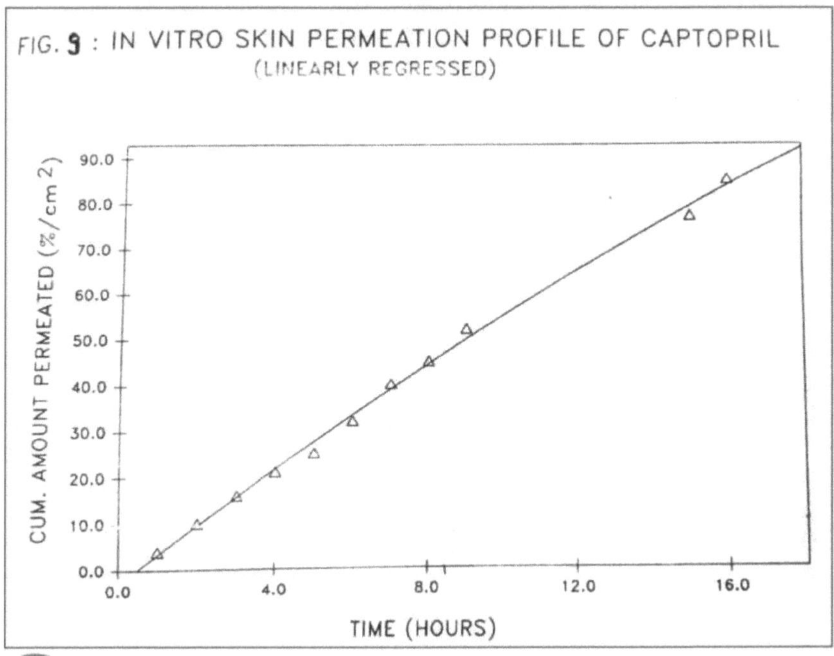

RESULTADOS E DISCUSSÃO

Foram determinados os estudos de solubilidade do fármaco e dos aditivos (polímeros e plastificantes) em vários solventes. Os resultados (tabela 4) revelam que o fármaco possui boas caraterísticas de solubilidade tanto na fase aquosa (i.e. água destilada e tampão) como na fase orgânica (i.e. metanol e clorofórmio), enquanto todos os aditivos estudados (PVP, Eudragit RL-100, Eudragit RS-100 e dibutilftalato e tributilftalato) demonstraram ser bem solubilizados. Verificou-se que era insolúvel em fase aquosa, pelo que não foi utilizado.

Assim, estes resultados são favoráveis à formulação de sistemas de administração transdérmica de medicamentos.

O comportamento de partição do fármaco entre a água e o solvente lipoidal (n-octanol) é um importante fator de pré-dormulação a estudar, uma vez que relaciona as propriedades físicas e químicas do composto com a sua taxa de penetração cutânea (Scheuplein, 1965). Por conseguinte, o coeficiente de partição do fármaco (captopril) foi determinado entre o n-octanol e o tampão fosfato salino de pH 7,4, tendo-se verificado que era de $0,87 \pm 0,11$. Assim, o coeficiente de partição do fármaco indica que é desejável a sua penetração transdérmica. No entanto, devido à natureza complexa da pele, com múltiplas camadas, é difícil definir o coeficiente de partição ótimo, mas, em geral, prevê-se que a permeação cutânea seja apreciável quando se aproxima da unidade (blank, 1961).

A partição do fármaco entre a pele e o veículo (tampão fosfato salino pH 7,4) foi determinada e registada como sendo de $1,16 \pm 0,48$ (tabela 5). O coeficiente de partição entre a pele e o veículo pode ser considerado como um índice de afinidade mútua entre o fármaco e o veículo. Este valor indica uma afinidade bastante comparável do fármaco com a pele e o veículo, o que o torna favorável para a administração transdérmica.

A partição do fármaco entre diferentes polímeros e o tampão fosfato salino está registada na tabela 6. Observa-se que a partição máxima foi encontrada na polivinilpirrolidona, uma vez que o seu coeficiente de partição foi calculado em 0,1875, enquanto que para o eudragit RL 100 e o Eudragit RS-100 foi de 0,1324 e 0,1173, respetivamente.

A permeabilidade cutânea do fármaco foi determinada utilizando pele isolada de cadáveres humanos na célula de difusão de Franz (Crown Glass Co. NJ, EUA) e foi de $5,034 \times {}^{-4}$gm/hr/cm^{2}. As observações são apresentadas no quadro 7.

Capítulo 9

CONCEPÇÃO E DESENVOLVIMENTO DE SISTEMA DE ADMINISTRAÇÃO TRANSDÉRMICA

Seleção de polímeros e plastificantes

Foi escolhida a combinação adequada de polímeros lipofílicos hidrofílicos para controlar a libertação do fármaco do sistema. A seleção dos polímeros e plastificantes baseou-se na sua solubilidade em diferentes solventes, nas propriedades de formação de película e na não interferência na estimativa do fármaco. O eudragit RL-100, o eudragit RS-100 e o PVP foram selecionados com dibutilftalato como plastificante para a preparação do sistema de administração transdérmica de captopril.

Cálculo da dose

Com base nos parâmetros farmacocinéticos do captropril, a taxa de administração do fármaco através da pele necessária para atingir uma concentração plasmática efectiva foi calculada utilizando a equação apresentada por Guy e Hardgraft, (1985, 1986)

$$K_p = Q/t = C_{plasma} \cdot K_{el} \cdot V_d$$

where, Q/t or K_p is the <u>in vivo</u> rate of skin permeation,

C_{plasma} é o nível plasmático do fármaco no estado estacionário.

K_{el} é a constante da taxa de eliminação, e

Vd - volume de distribuição do fármaco.

Para o captopril, os valores de C_{plasma}, Vd e semi-vida biológica são de 50 mg/ml, 0,7 ± 0,09 litros por kg e 1,9 ± 0,5 horas, respetivamente.

A taxa de administração do fármaco através da pele foi calculada em 766 mcg/h. Por conseguinte, o fármaco total necessário para 24 horas de administração do fármaco é de 18,38 mg/24 h. Mas, tendo em conta a partição pele/fármaco e a partição polímero/fármaco, a quantidade total de captopril incorporada na matriz do reservatório do fármaco (para 24 h) foi de 25 mg e na membrana de controlo da taxa foi de 1 mg.

Membrana de controlo da taxa (RCM)

Esta membrana serve para manter a disponibilidade do fármaco a uma determinada taxa de libertação para o local da pele. A partir da matriz do reservatório do fármaco.

Membrana de Controlo de Taxa Liofilizada

A solução de polímero (s) foi preparada dissolvendo diferentes proporções de polímeros (10% w/w) em metanol contendo 0,1% w/w span 80 (com base no peso total do polímero) e misturado com 5% (v/v) de água destilada (contendo 0,1% tween - 80).

O captopril a 0,1% w/w (com base no peso total do polímero) foi também dissolvido na solução de polímero acima referida (quadro 8). Esta solução de polímero do fármaco foi utilizada para moldar a membrana de controlo da taxa utilizando o método referido por Iyer e Vasudeva (1979).

Verteu-se um volume medido de solução formadora de película em cada anel de vidro colocado sobre o mercúrio numa placa de Petri. A taxa de evaporação foi controlada mantendo um funil invertido sobre a placa de Petri. As películas foram deixadas a secar à temperatura ambiente durante cerca de duas horas e, em seguida, foram mantidas no liofilizador a -40 °C sob vácuo (-800 psi) para remoção da água durante duas horas. Finalmente, as películas foram armazenadas num exsicador (contendo cloreto de cálcio anidro).

Membrana de controlo da taxa não liofilizada

A membrana de controlo da taxa não liofilizada foi preparada utilizando uma certa concentração dos polímeros, do fármaco e do dilutilftalato (1,0%) sem água destilada. A membrana foi moldada num substrato de mercúrio e seca à temperatura ambiente durante uma noite. A película seca foi armazenada em exsicadores (cloreto de cálcio anidro)

Matriz de reservatório de drogas (DRM)

A solução de polímero para a preparação da matriz do reservatório do fármaco foi preparada contendo eudragit RL-100/eudragit RS-100 com PVP (50:50) em acetona (10%w/v), dibutilftalato (2,5% w/w) como plastificante juntamente com 2,5% w/w do fármaco (captopril). A matriz do reservatório do fármaco foi moldada em subtrato de mercúrio pelo método referido por Iyer e Vasudeva (1979). A quantidade medida de fármaco contendo a solução de polímero foi vertida no anel de vidro colocado na superfície do mercúrio. O flim seco da matriz de polímero do fármaco foi armazenado nos exsicadores (contendo cloreto de cálcio anidro).

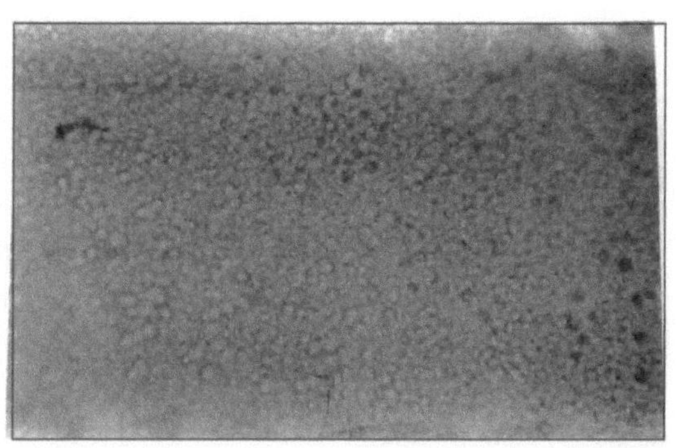

FIG. 10a- PHOTOMICROGRAPH OF LYOPHILIZED RATE CONTROLLING MEMBRANE.

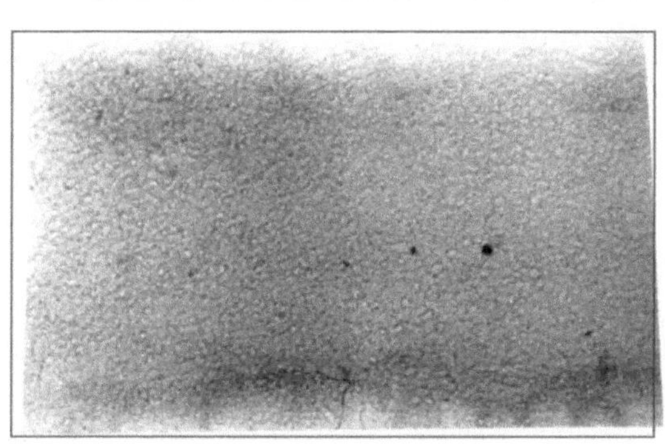

FIG. 10b- PHOTOMICROGRAPH OF NONLYOPHILIZED RATE CONTROLLING MEMBRANE.

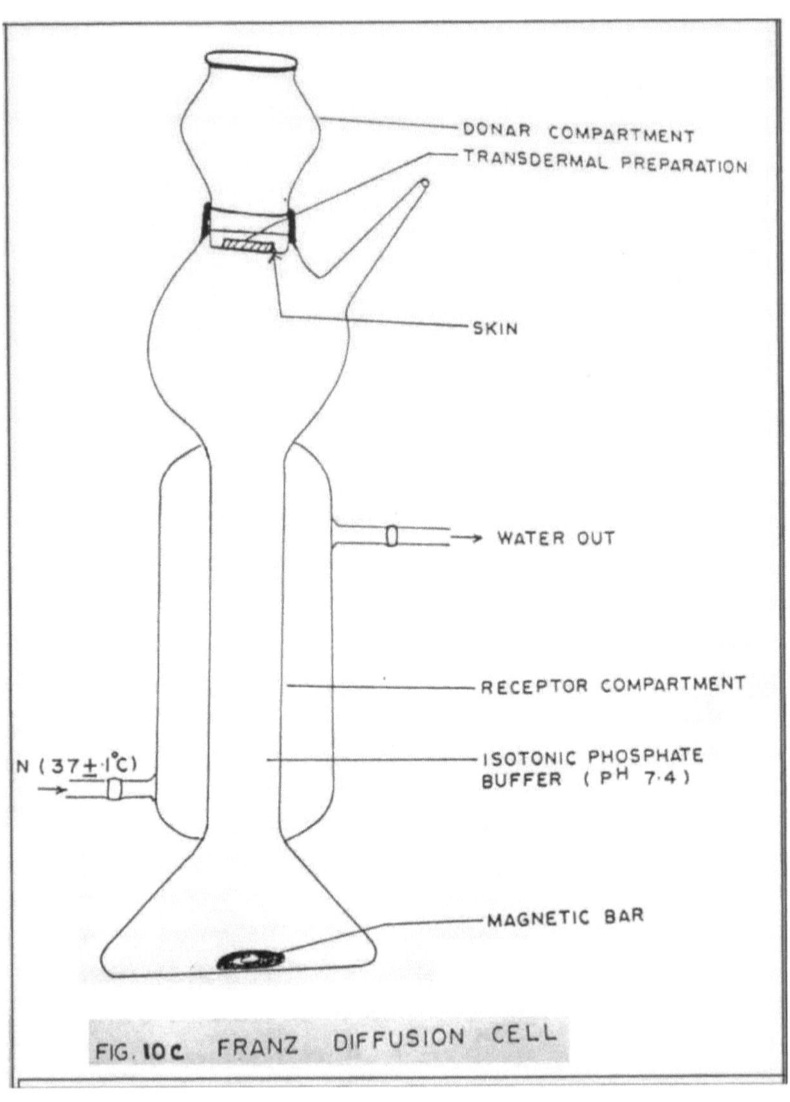

FIG. 10C FRANZ DIFFUSION CELL

Membrana de suporte

A folha de alumínio foi utilizada como uma membrana de suporte para apoiar o sistema transdérmico que contém o fármaco e que serve para evitar a difusão a partir da superfície do reservatório do fármaco.

Fabrico de um sistema transversal de administração de medicamentos

O fabrico de todo o sistema de administração transdérmica de fármacos requer a selagem das três camadas diferentes, ou seja, a membrana de suporte, o reservatório de fármaco e a membrana de controlo da taxa. No primeiro passo, a película da matriz do reservatório de fármaco foi humedecida com clorofórmio e pressionada contra uma folha de alumínio ligeiramente maior que actua como membrana de suporte. Deixou-se o sistema secar ao ar durante 24 horas e inspeccionou-se a vedação completa entre as camadas (fig. 11).

TABELA : 07a: COMPOSIÇÃO DAS MEMBRANAS FORMULADAS

Rate Controlling Membrane (RCM)	INGREDIENTS (% Weight Ratio)						
	Eud. RL-100	Eud. RS-100	PVP	Span-80	Tween-80	Captopril	DBP
1.	2.	3.	4.	5.	6.	7.	8.
Lyophillised							
LRL_1	100	_	_	0.1	0.1	0.1	_
LRL_2	96	_	04	0.1	0.1	0.1	_
LRL_3	92	_	08	0.1	0.1	0.1	_
LRL_4	88	_	12	0.1	0.1	0.1	_
LRL_5	84	_	16	0.1	0.1	0.1	_
LRS_1	_	100	_	0.1	0.1	0.1	_
LRS_2	_	96	04	0.1	0.1	0.1	_
LRS_3	_	92	08	0.1	0.1	0.1	_
LRS_4	_	88	12	0.1	0.1	0.1	_
LRS_5	_	84	16	0.1	0.1	0.1	_

QUADRO : 07b: COMPOSIÇÃO DAS MEMBRANAS FORMULADAS

Rate Controlling Membrane (RCM)	INGREDIENTS (% Weight Ratio)						
	Eud. RL-100	Eud. RS-100	PVP	Span-80	Tween-80	Captopril	DBP
1.	2.	3.	4.	5.	6.	7.	8.
Lyophillised							
NRL_1	100	_	_	0.1	0.1	0.1	_
NRL_2	96	_	04	0.1	0.1	0.1	_
NRL_3	94	_	08	0.1	0.1	0.1	_
NRL_4	88	_	12	0.1	0.1	0.1	_
NRL_5	84	_	16	0.1	0.1	0.1	_
NRS_1	_	100	_	0.1	0.1	0.1	_
NRS_2	_	96	04	0.1	0.1	0.1	_
NRS_3	_	92	08	0.1	0.1	0.1	_
NRS_4	_	88	12	0.1	0.1	0.1	_
NRS_5	_	84	16	0.1	0.1	0.1	_
Drug Reservoir Matrix	50	_	50	_	_	5.0	10.0

Eud. = Eudragit, DBP = Ftalato de dibutilo

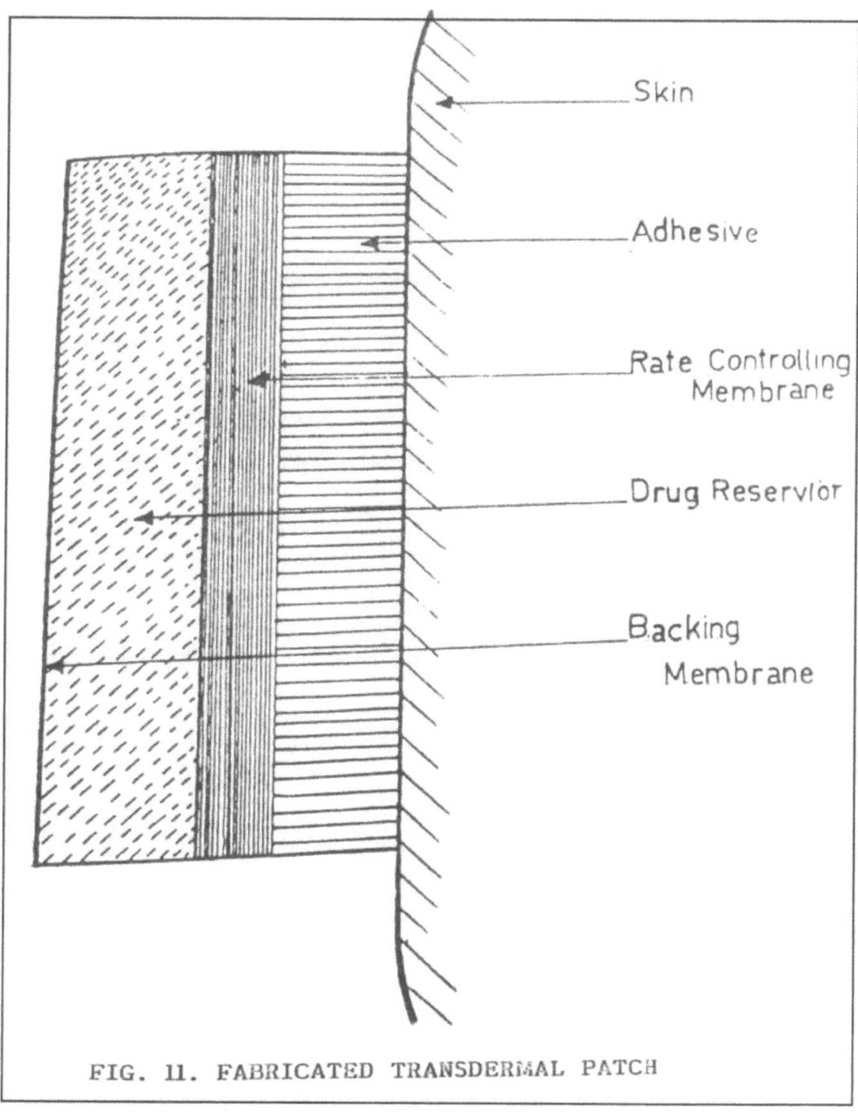

FIG. 11. FABRICATED TRANSDERMAL PATCH

CARACTERIZAÇÃO DO SISTEMA TRANSVERSAL

As matrizes transversais contendo o fármaco foram submetidas a uma avaliação dos seguintes parâmetros

1. Conteúdo do fármaco: Foi cortado e pesado com precisão um centímetro

quadrado de cada matriz de reservatório do fármaco e da membrana de controlo da taxa . A peça foi dissolvida em acetona: metanol (50:50). Após diluição apropriada com metanol, o fármaco foi estimado espectrofotometricamente a 214 nm contra a respectiva solução em branco. O teor de fármaco de cada película é apresentado nos quadros 9 e 10.

2. Resistência à tração: A resistência à tração da película polimérica foi determinada utilizando um aparelho modificado concebido por seth et al. (1985). Ambas as extremidades das películas poliméricas foram ensanduichadas separadamente por placas de ferro lineares com cortiça. Uma extremidade da película foi mantida fixa com a ajuda de parafusos de ferro e a outra extremidade foi ligada a uma rosca livremente móvel através de uma roldana. O peso foi adicionado gradualmente à panela ligada à extremidade suspensa do fio. Foi utilizado um ponteiro na rosca para medir o alongamento da película. O peso suficiente para quebrar a película foi anotado e o alongamento da película foi medido por um ponteiro. A resistência à tração da película foi calculada utilizando a equação descrita por Allen et al. (1972).

$$\text{Resistência à tração} = F/a.b\ (1+L/1)$$

Onde, F = força de rutura, a = largura, b = espessura, L = comprimento da película, l = alongamento da película no ponto de rutura.

As observações são registadas nos quadros 9 e 10.

Transmissão de vapor de água (WVY)

O presente estudo foi efectuado segundo o método referido por Crawford e Emirian (1971). As transversais foram seladas sobre um copo de vidro (diâmetro 2,5 cm e altura 5 cm) por adesivo de silicone. O CaCl2 anidro foi mantido no copo até 10 mm da sua altura. O conjunto foi pesado antes de ser colocado em dessecadores contendo água saturada com nitrato de amónio a 27°C (63% HR). O conjunto foi novamente pesado após 24 horas, tendo a taxa de transmissão de vapor de água sido calculada utilizando a seguinte equação.

Transmissão de vapor de água = W/ST

Onde, W = aumento de peso em 24 horas, S = área da película exposta (cm^2), T = tempo de exposição (24 horas). As observações são registadas nos quadros 9 e 10.

Teor de humidade

O teor de humidade das películas transdérmicas é um parâmetro importante, uma vez que pode afetar a libertação do fármaco da película.

As películas foram primeiro pesadas e depois mantidas para secagem até peso constante numa estufa mantida a 100 +2oc. A percentagem de humidade foi calculada utilizando a seguinte fórmula.

$$\%MC = \frac{\textbf{Wt of water in sample}}{Wt. of\ dry\ film} x100$$

As observações são registadas nos quadros 9 e 10.

Estudos microscópicos

As matrizes de reservatório de fármaco preparadas e as membranas de controlo da taxa foram estudadas ao microscópio (ampliação de X 100) e observou-se a distribuição do fármaco e do polímero nas membranas. Estas foram fotografadas (ampliação de X 100 do microscópio) e estão representadas na microfotografia n.º.

Tabela No: 09 Caracterização da membrana de controlo da taxa liofilizada

S No	Formulation Code	Ratio of Polymer used	Drug Content (%)	Tensile strength kg/cm2	Moisture content (%)	Water vapour transmission in 24 hrs (gm)
Eudragit RL-100 : PVP						
1.	LRL_1	100:00	94.7	2.43	2.68	3.19
2.	LRL_2	96:4	94.4	2.21	3.41	3.27
3.	LRL_3	92:8	94.9	2.09	3.58	3.35
4.	LRL_4	88:12	96.8	1.98	3.65	3.42
5.	LRL_5	84:16	97.2	1.87	3.71	3.51
Eudragit RS-100 : PVP						
1.	LRS_1	100:00	94.1	2.52	2.63	3.1
2.	LRS_2	96:4	95.7	2.30	3.27	3.19
3.	LRS_3	92:8	95.3	2.10	3.39	3.28
4.	LRS_4	88:12	95.8	1.06	3.5	3.39
5.	LRS_5	84:16	95.7	1.91	3.61	3.47

Tabela No: 10 Caracterização da membrana de controlo da taxa não liofilizada

S No	Formulation Code	Ratio of Polymer used	Drug Content (%)	Tensile strength kg/cm2	Moisture content (%)	Water vapour transmission in 24 hrs (gm)
Eudragit RL-100 : PVP						
6.	NRL_1	100:00	96.4	2.69	3.12	4.16
7.	NRL_2	96:4	97.2	2.51	4.51	4.23
8.	NRL_3	92:8	96.7	2.32	4.72	4.31
9.	NRL_4	88:12	95.9	2.20	4.86	4.42
10.	NRL_5	84:16	95.6	2.11	4.94	4.49
Eudragit RS-100 : PVP						
6.	NRS_1	100:00	95.2	2.71	3.09	4.10
7.	NRS_2	96:4	94.7	2.53	4.46	4.19
8.	NRS_3	92:8	96.1	2.31	4.53	4.31
9.	NRS_4	88:12	96.0	2.28	4.59	4.46
10.	NRS_5	84:16	95.8	2.19	4.66	4.59

RESULTADOS E DISCUSSÃO

Os sistemas transdérmicos de captoprill foram concebidos e desenvolvidos tendo em conta vários factores relacionados com a formulação. Os principais constituintes destes sistemas são a polivinilpirrolidona (PVP). Foi demonstrado que formam uma película de qualidade quando são corretamente formuladas utilizando vários aditivos

(plastificantes/surfactantes/fase aquosa) e processados adoptando algumas técnicas inovadoras como a liofilização.

Estes sistemas são embalagens trilaminadas de administração de fármacos. A membrana de controlo da taxa mais exterior fornece o fármaco a uma taxa constante às camadas dérmicas e a do meio, a matriz do reservatório do fármaco, contém a dose total do fármaco para fornecer a quantidade necessária à membrana de controlo da taxa. Estas duas camadas são finalmente pressionadas na terceira camada, ou seja, na folha de alumínio designada por membrana de suporte.

As doses de fármaco a incorporar na membrana de controlo da taxa e na matriz do reservatório de fármaco foram calculadas com base nos respectivos parâmetros farmacocinéticos. Foi introduzida uma quantidade adicional (cerca de 20% p/p) de fármaco em ambas as películas para compensar a perda devida à partição do fármaco na película polimérica e nas camadas da pele. Foi adicionada uma quantidade de 250 mg à matriz do reservatório do fármaco e 1,0 mg à membrana de controlo da taxa.

A técnica de liofilização foi utilizada para preparar a película polimérica de controlo da taxa, que supostamente proporciona uma libertação uniforme e estável do fármaco devido à sua libertação uniforme e estável do fármaco devido aos seus poros uniformes com a formação de um canal difusional. Além disso, também foram preparadas membranas de controlo da taxa não liofilizadas para comparar o desempenho.

As películas poliméricas preparadas foram caracterizadas quanto ao teor de fármaco e às várias caraterísticas físico-químicas, como a resistência à tração, a transmissão de vapor de água, o teor de humidade em percentagem e a distribuição dos polímeros de fármaco ao microscópio (Quadro 9,10). Verificou-se que o teor de fármaco das películas era de 94 a 97%.

Verificou-se que a resistência à tração das películas variava com a natureza do(s) polímero(s) e as suas diferentes proporções (Tabela 9,10). De um modo geral, as películas à base de eudragit RS-100 mostraram uma resistência à tração ligeiramente superior à da polivinilpirrolidona (PVP), diminuindo os seus valores gradualmente com o aumento da sua concentração.

No entanto, observou-se que a percentagem de humidade e a transmissão de vapor de água aumentavam com o aumento da concentração de polivinilpirrolidona. As observações microscópicas de várias películas revelaram que as películas liofilizadas apresentavam uma distribuição uniforme do polímero e do fármaco e uma prensagem (fotomicrografia n.º 10a) mais uniforme do que as películas não liofilizadas.

Capítulo 10

AVALIAÇÃO IN-VITRO DO SISTEMA DE ENTREGA TRANSDÉRMICA TRANSDÉRMICO

CARACTERIZAÇÃO IN-VITRO

A quantidade de fármaco disponível para absorção para a sonda sistémica depende grandemente do fármaco libertado da película transdérmica polimérica. O fármaco chega à superfície da pele e, em seguida, à microcirculação dérmica por penetração através das células da epiderme, entre as células da epiderme e através dos anexos cutâneos (folículos pilosos e glândulas sudoríparas) (Scheuplein e Blank, 1971; Middleston, 1969).

Estudos de libertação in vitro

A libertação dos sistemas de administração transdérmica de fármacos (contendo diferentes concentrações de polímero) foi determinada utilizando a célula de difusão de Franz.

O sistema de administração transdérmica de fármacos fabricado foi colocado entre o compartimento recetor e o compartimento dador da célula de difusão de Franz, de modo a que a membrana de controlo da taxa fosse banhada com tampão fosfato salino de pH 4,5 contido no compartimento recetor da célula. O estado de afundamento foi mantido utilizando PEG-400 a 20% no compartimento recetor, a solução foi mantida por meio de uma pequena barra de agitação magnética revestida de teflon, acionada por um íman externo montado numa máquina de 500 rpm. A água quente (37+1°c) circulou através de uma camisa que rodeava o compartimento recetor. O conteúdo do compartimento recetor era periodicamente retirado e substituído por solução salina fresca. Tampão fosfato (pH 4,5) A concentração do fármaco na amostra foi determinada espectrofotometricamente pelo método descrito por Singh e Robinson (1998). As observações estão registadas na Tabela no. 11. Os perfis de libertação são apresentados na Fig. 13,15

Estudos de permeação cutânea de fármacos in vitro

A permeação do fármaco através da pele a partir de células transdérmicas liofilizadas e não liofilizadas e da pele de cadáveres humanos.

Foi cortada uma área de 3 cm^2 de pele de cadáver humano e colocada entre o compartimento doador e o compartimento recetor da célula de difusão de Fraaz, de modo a que o lado do estrato córneo ficasse exposto ao lado do dador. O compartimento recetor foi preenchido com soro fisiológico tampão fosfato de pH 7,4 contendo 20% p/p de PEG-400 e agitado por um agitador magnético montado num motor temporizado de 500 rpm. A temperatura desta solução foi mantida a 37ºC.

Após a montagem, a célula cutânea foi deixada em repouso durante a noite antes do início da experiência. Isto permitiu algum tempo de equilíbrio em relação à temperatura e à humidade relativa do ambiente circundante. As preparações transdérmicas de cm2 foram aplicadas sobre a superfície do estrato córneo da pele. Todo o conjunto foi fixado de forma segura.

Do compartimento recetor, as amostras (1 ml cada) foram retiradas periodicamente durante 26 horas. O volume no compartimento recetor foi mantido ao nível, substituindo o mesmo volume por tampão fosfato salino fresco de pH 7,4. A concentração do fármaco em cada amostra retirada foi estimada utilizando o método descrito por Singh e Robinson (1998). As observações estão registadas no Quadro 12. O perfil de permeação de competências é apresentado na Fig. 25.27

Tabela No: 11a Perfil de libertação in vitro do sistema transdérmico liofilizado

Time (hrs)	Cumulative amount released (%/patch*)				
	Formulation code				
	LRL_1	LRL_2	LRL_3	LRL_4	LRL_5
1.	9	9.5	9.5	10	10
2.	14.5	15.3	15.5	16.3	17
3.	20	22	22	23	23.5
4.	25	26.5	28	29.5	30.5
5.	30.5	32.5	34	36	37
6.	35.1	38.0	40	42.5	44
7.	41	44	46	49.5	50.5
8.	41	49.5	52	55	57
15	62.5	66.5	70.5	75	77.5
16	68	72.5	77	81.5	84.5

* = Área da mancha = 10 cm^2

Tabela No: 11b Perfil de libertação in vitro do sistema transdérmico liofilizado

Time (hrs)	Cumulative amount released (%/patch*)				
	Formulation code				
	LRS_1	LRS_2	LRS_3	LRS_4	LRS_5
1.	9	9	9.5	9.5	10.5
2.	13.5	14	15	15	16.5
3.	18.5	19	20.5	21	22.5
4.	23	24.5	25.5	26.5	28.5
5.	28	29.5	31	32	34.5
6.	32.5	34	36	37.5	40.5
7.	37	39	41.5	43	46.5
8.	42	44	47	48.5	52.5
15	56	59.5	62.5	62.5	71
16	62	64	68	71	76.3

* = Área da mancha = 10 cm^2

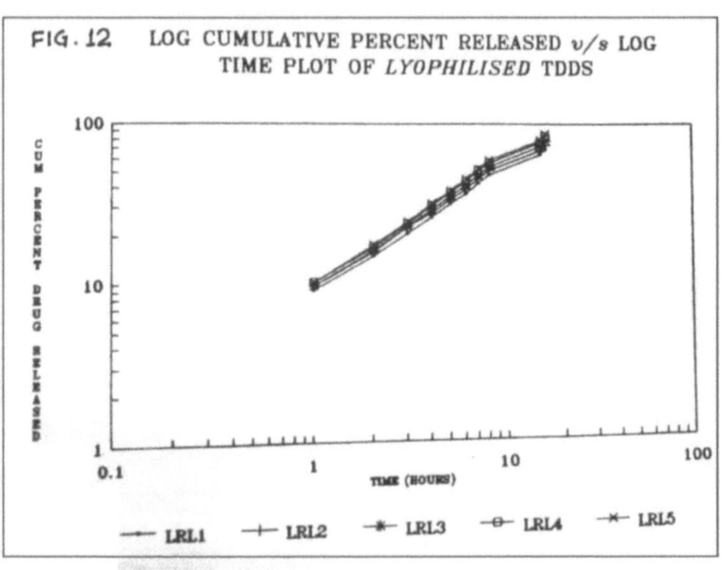

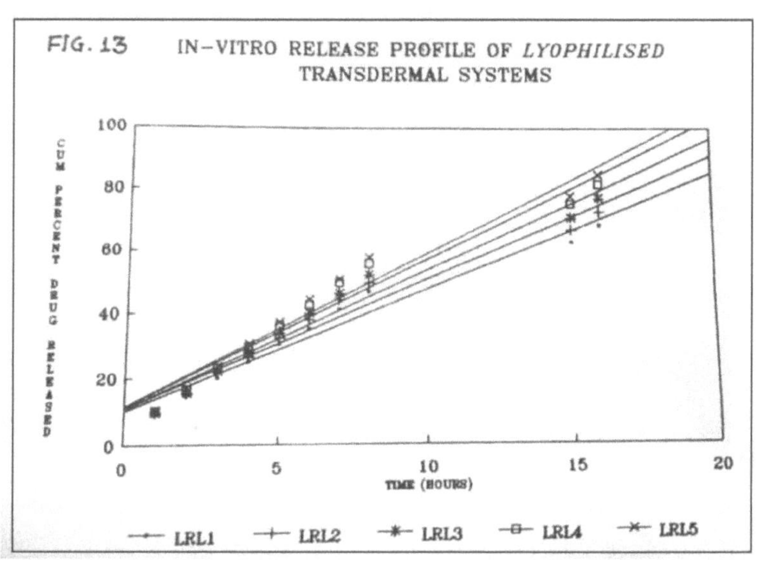
FIG. 13 IN-VITRO RELEASE PROFILE OF LYOPHILISED TRANSDERMAL SYSTEMS
CUM PERCENT DRUG RELEASED
100
80
60
40
20
0
0
5
10
15
20
TIME (HOURS)
LRL1
LRL2
LRL3
LRL4
LRL5

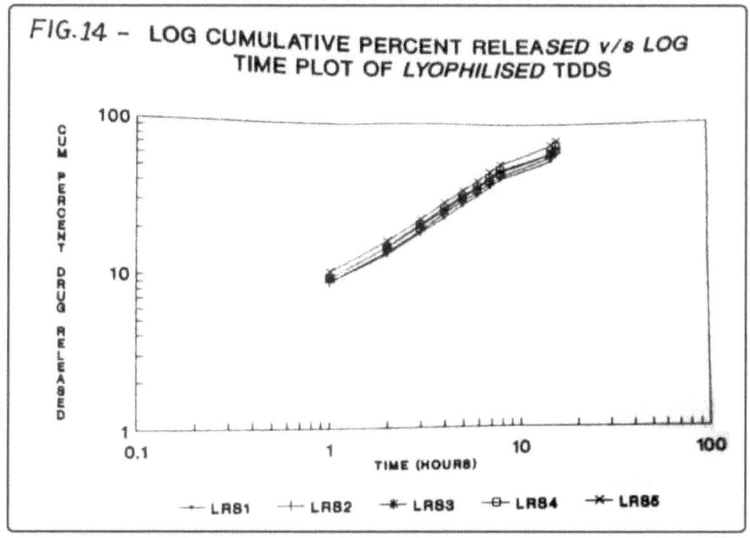
FIG.14 - LOG CUMULATIVE PERCENT RELEASED v/s LOG TIME PLOT OF LYOPHILISED TDDS
CUM PERCENT DRUG RELEASED
100
10
1
0.1
1
10
100
TIME (HOURS)
LRS1
LRS2
LRS3
LRS4
LRS5

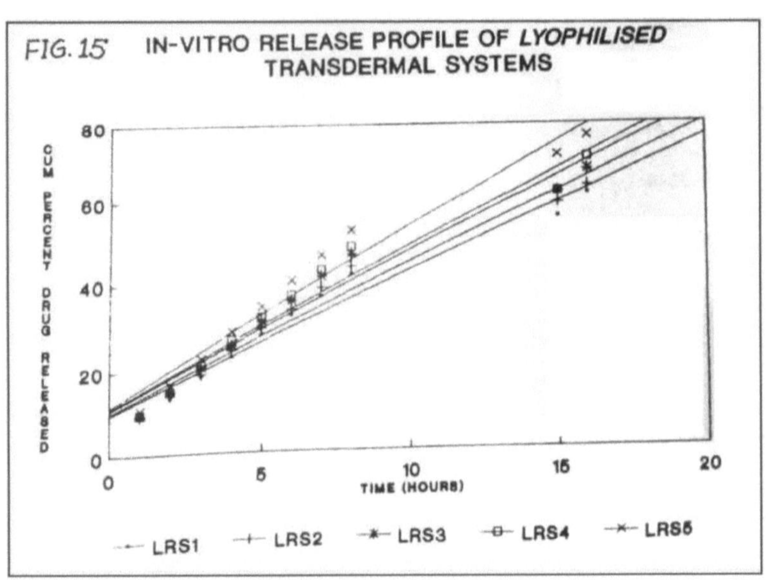

Tabela N.º: 11c Perfil de libertação in vitro do sistema transdérmico não liofilizado

Time (hrs)	Cumulative amount released (%/patch*)				
	Formulation code				
	NRL_1	NRL_2	NRL_3	NRL_4	NRL_5
1.	4	4.2	4.8	5	5.5
2.	6.5	7	7.5	7.8	8.5
3.	7.5	9	10	10.5	11.5
4.	10.8	11	12	13	14.5
5.	13	14	15	16	18
6.	15	16.2	17.5	18.5	21
7.	16.2	19	20	21	24
8.	19.5	21	22.5	24	27
15	32.5	35	38	40	44
16	37	40	43	41.5	46.5

* = Área da mancha = 10 cm^2

Tabela N.º: 11d Perfil de libertação in vitro do sistema transdérmico não liofilizado

Time (hrs)	Cumulative amount released (%/patch*)				
	Formulation code				
	NRS_1	NRS_2	NRS_3	NRS_4	NRS_5
1.	3.5	4	4.2	4.5	5
2.	6.1	6.8	7.2	7.5	8.2
3.	7	8.5	9.2	10.1	11.2
4.	10.5	11	11.5	12.5	14
5.	12	13	14	15	17
6.	15	16	16.5	17.8	20.5
7.	17	18	19	20.5	23.5
8.	19.5	20.5	21.5	22	234
15	32.5	35	36.5	37.5	42
16	36.5	39.5	42	39	43.5

* = Área da mancha = 10 cm^2

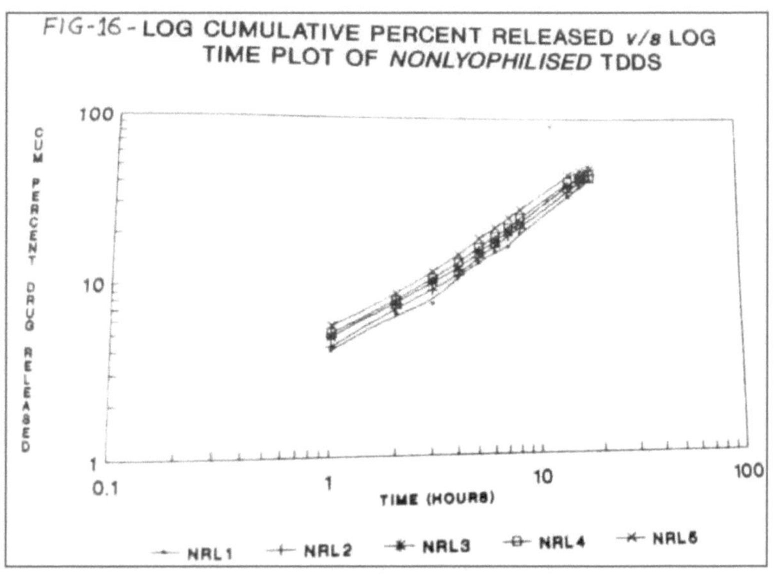

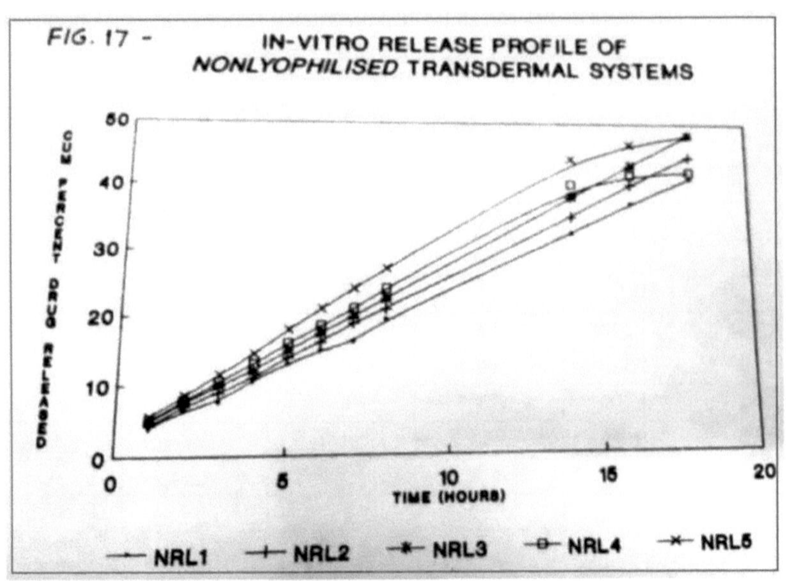
FIG. 17 -
IN-VITRO RELEASE PROFILE OF
NONLYOPHILISED TRANSDERMAL SYSTEMS
CUM PERCENT DRUG RELEASED
50
40
30
20
10
0
0
5
10
15
20
TIME (HOURS)
NRL1
NRL2
NRL3
NRL4
NRL5

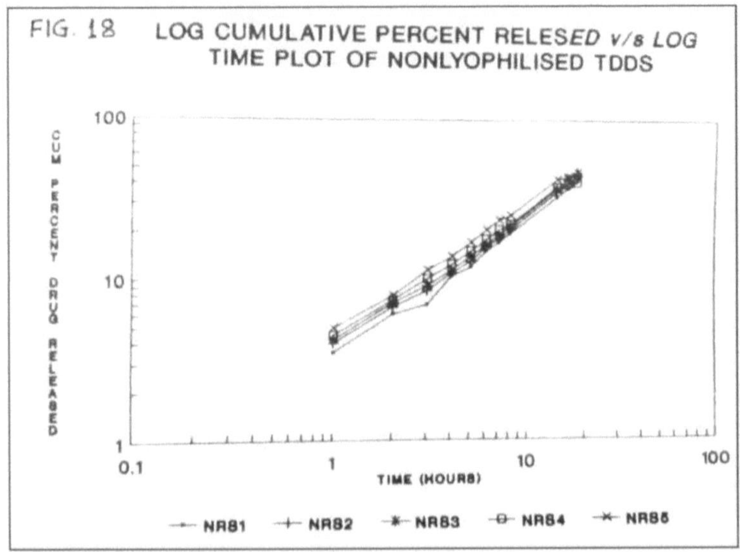
FIG. 18
LOG CUMULATIVE PERCENT RELESED v/s LOG
TIME PLOT OF NONLYOPHILISED TDDS
CUM PERCENT DRUG RELEASED
100
10
1
0.1
1
10
100
TIME (HOURS)
NRS1
NRS2
NRS3
NRS4
NRS5

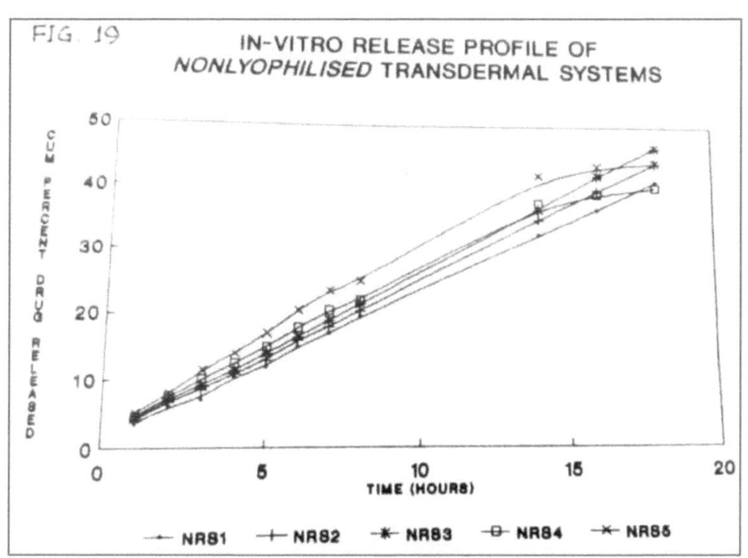

Tabela No: 12a Perfil de permeação cutânea in vitro do sistema transdérmico liofilizado

Time (hrs)	Cumulative amount Permeated (mcg/cm²)				
	Formulation code				
	LRL_1	LRL_2	LRL_3	LRL_4	LRL_5
0.5	4	6	8	10	11
1.	15	28	35	40	43
2.	75	85	90	95	100
3.	135	165	185	210	220
4.	195	240	270	300	320
5.	265	305	340	390	405
6.	315	395	435	470	510
7.	375	450	510	560	600
8.	435	515	590	650	690
24	1380	1640	1845	2070	2145
26	1510	1785	2080	2250	2320

Tabela No: 12b Perfil de permeação cutânea in-vitro do sistema transdérmico liofilizado

Time (hrs)	Cumulative amount Permeated (mcg/cm²)				
	Formulation code				
	LRS_1	LRS_2	LRS_3	LRS_4	LRS_5
0.5	3	5	7	9	10
1.	13	16	32	37	40
2.	60	75	90	100	110
3.	120	135	160	175	190
4.	170	195	225	270	285
5.	225	265	300	330	360
6.	270	330	370	400	445
7.	325	375	430	480	525
8.	375	445	505	565	610
24	1215	1425	1640	1790	1945
26	1320	1560	1770	1965	2130

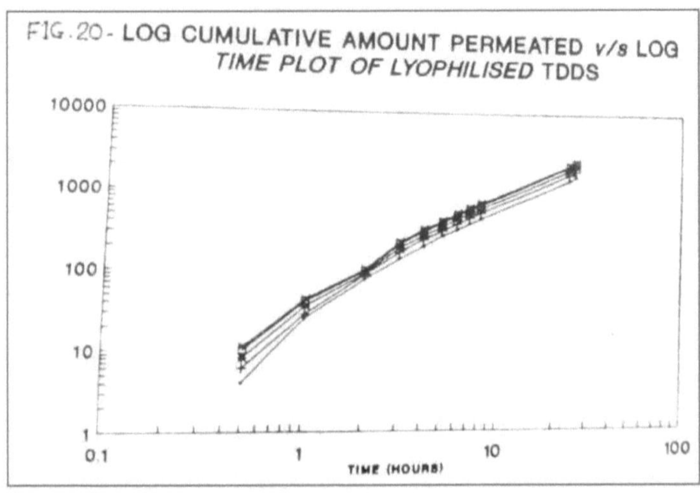

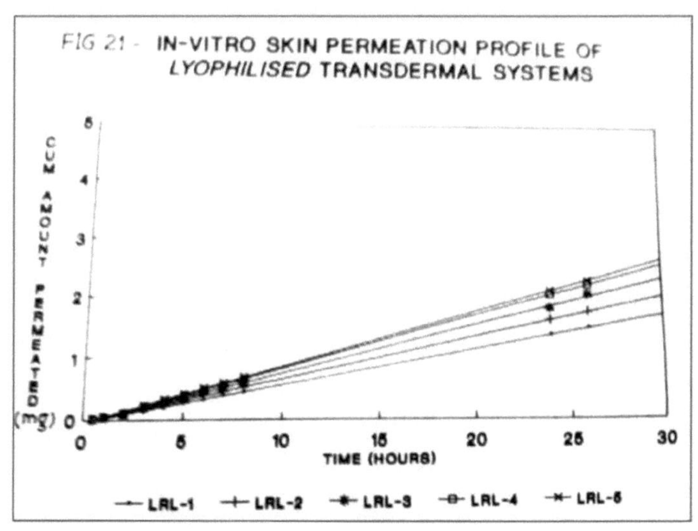
FIG 21 - IN-VITRO SKIN PERMEATION PROFILE OF LYOPHILISED TRANSDERMAL SYSTEMS
CUM AMOUNT PERMEATED (mg)
TIME (HOURS)
LRL-1
LRL-2
LRL-3
LRL-4
LRL-5

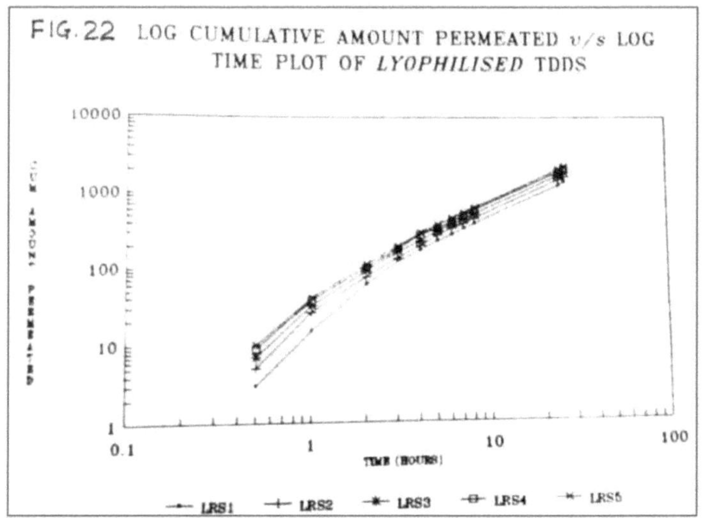
FIG. 22 LOG CUMULATIVE AMOUNT PERMEATED v/s LOG TIME PLOT OF LYOPHILISED TDDS
CUM AMOUNT PERMEATED
TIME (HOURS)
LRS1
LRS2
LRS3
LRS4
LRS5

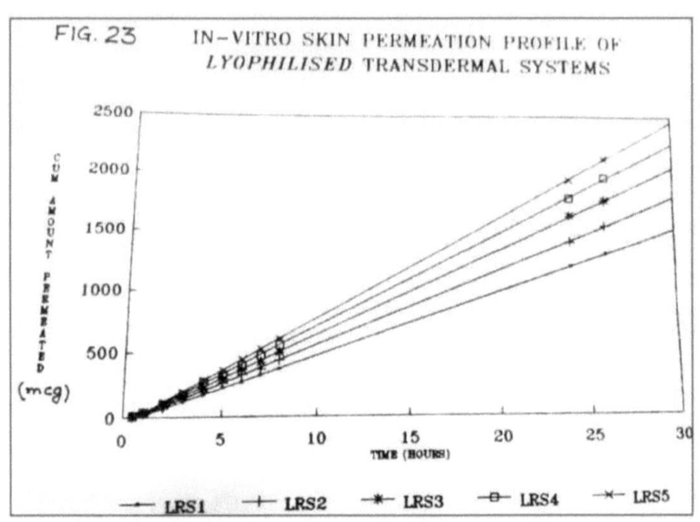

Tabela No: 12c Perfil de permeação cutânea in-vitro do sistema transdérmico não liofilizado

Sistema transdérmico

Time (hrs)	Cumulative amount Permeated (mcg/cm^2)				
	Formulation code				
	NRL_1	NRL_2	NRL_3	NRL_4	NRL_5
1	26	28	30	31	31
2	60	80	85	87	88
4	140	180	185	190	200
6	240	270	280	290	300
8	325	360	380	395	410
10	415	460	490	500	550
22	950	1020	1025	1020	1030
26	1120	1210	1230	1220	1230

Tabela No: 12d Perfil de permeação cutânea in vitro do sistema transdérmico não liofilizado

Time (hrs)	Cumulative amount Permeated (mcg/cm^2) Formulation code				
	NRS_1	**NRS_2**	**NRS_3**	**NRS_4**	**NRS_5**
1	23	25	27	28	28
2	56	76	81	82	84
4	140	142	155	160	170
6	230	232	257	270	290
8	310	315	355	370	400
10	400	395	452	462	490
22	900	910	1020	1000	1015
26	1070	1100	1210	1200	1205

Tabela No: 13 Taxa de libertação in vitro do sistema transdérmico liofilizado e não liofilizado

Sistema transdérmico (mg/hr/sq.cm)

S No	Formulation	Release Rate	Formulation	Release Rate
1.	LRL_1	0.131	NRL_1	0.104
2.	LRL_2	0.143	NRL_2	0.117
3.	LRL_3	0.156	NRL_3	0.130
4.	LRL_4	0.169	NRL_4	0.156
5.	LRL_5	0.182	NRL_5	0.149
6.	LRS_1	0.117	NRS_1	0.097
7.	LRS_2	0.130	NRS_2	0.110
8.	LRS_3	0.140	NRS_3	0.117
9.	LRS_4	0.149	NRS_4	0.136
10.	LRS_5	0.162	NRS_5	0.156

Tabela No: 14 Permeação cutânea in vitro do captopril a partir do sistema transdérmico liofilizado e não

sistema transdérmico liofilizado e não liofilizado (mcg/cm²/hr)

S No	Formulation	Skin Permeation	Formulation	Skin Permeation
1.	LRL_1	60.00	NRL_1	45.00
2.	LRL_2	67.50	NRL_2	47.50
3.	LRL_3	76.50	NRL_3	52.50
4.	LRL_4	86.25	NRL_4	55.00
5.	LRL_5	90.00	NRL_5	60.00
6.	LRS_1	52.50	NRS_1	42.50
7.	LRS_2	60.00	NRS_2	44.00
8.	LRS_3	67.50	NRS_3	47.50
9.	LRS_4	78.78	NRS_4	51.50
10.	LRS_5	86.25	NRS_5	53.75

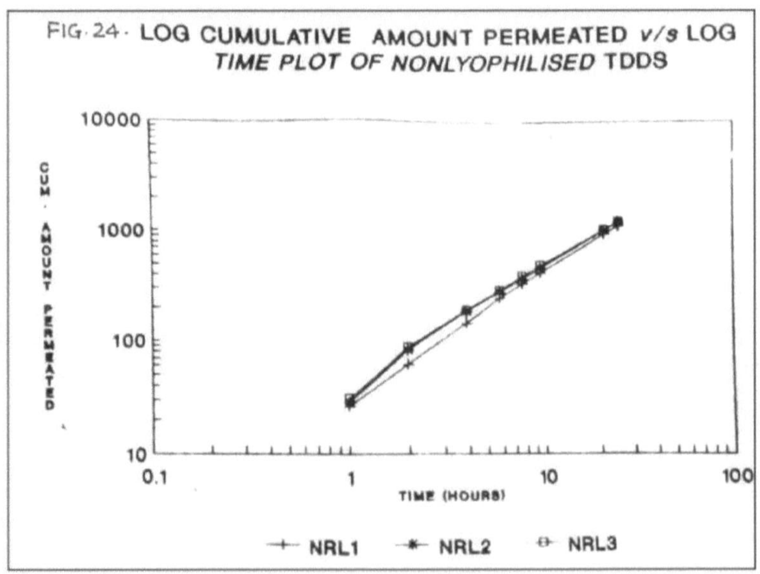

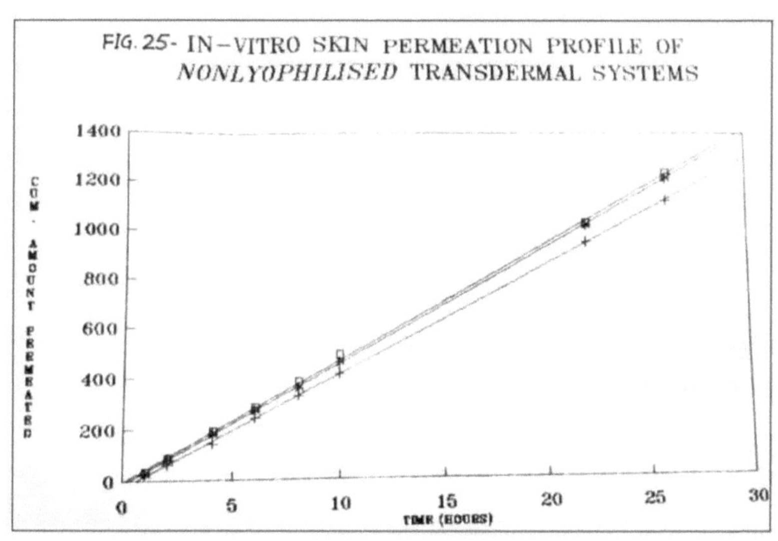
FIG. 25- IN-VITRO SKIN PERMEATION PROFILE OF
NONLYOPHILISED TRANSDERMAL SYSTEMS
CUM. AMOUNT PERMEATED
1400
1200
1000
800
600
400
200
0
0
5
10
15
20
25
30
TIME (HOURS)

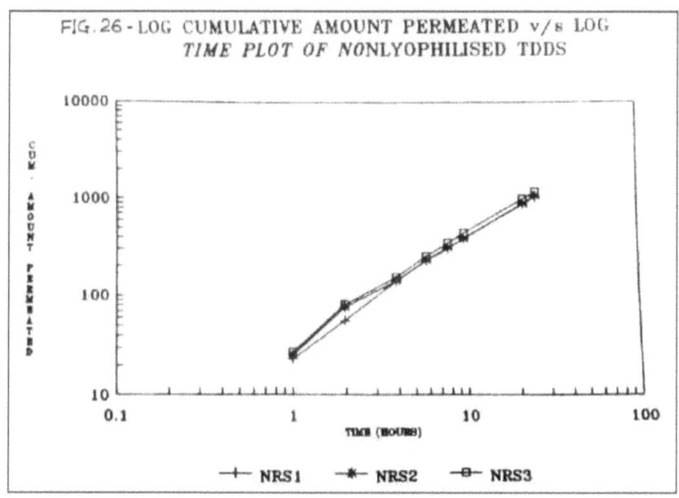
FIG. 26 - LOG CUMULATIVE AMOUNT PERMEATED v/s LOG
TIME PLOT OF NONLYOPHILISED TDDS
CUM. AMOUNT PERMEATED
10000
1000
100
10
0.1
1
10
100
TIME (HOURS)
NRS1
NRS2
NRS3

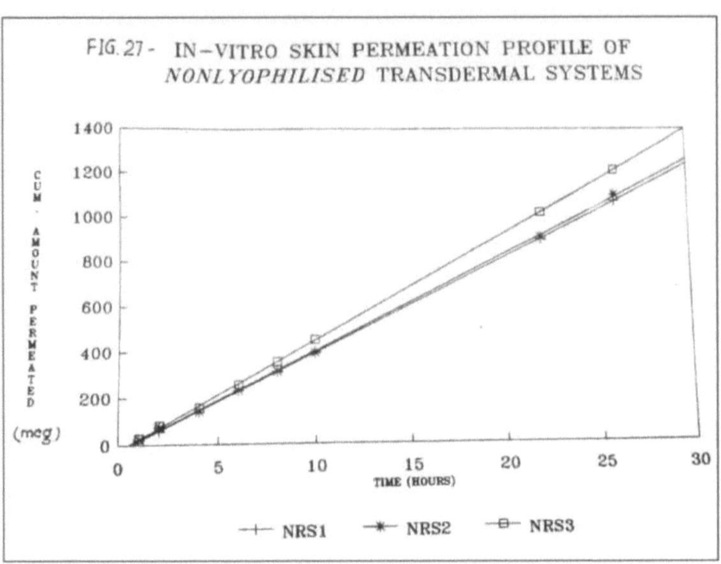

RESULTADOS E DISCUSSÃO

Os sistemas transdérmicos de captopril preparados foram primeiro estudados quanto à cinética de libertação do fármaco dos produtos utilizando uma célula de difusão de Franz. O tampão fosfato salino de pH 4,5 contendo 20% de PEG 400 foi utilizado como meio de difusão porque o pH da pele é relativamente ácido (pH 4,5 - 5,5) em comparação com o pH do local dérmico.

O perfil de libertação in vitro para diferentes sistemas transdérmicos está registado no Quadro 11. Os dados foram primeiro calculados para estabelecer a cinética de libertação do fármaco dos diferentes produtos transdérmicos. A cinética de libertação foi estabelecida através da determinação do expoente de libertação difusional (n) a partir do gráfico do logaritmo da percentagem cumulativa de libertação do fármaco em relação ao logaritmo do tempo. O declive das linhas rectas foi registado como valores do expoente de libertação difusional (n) (Langer e Peppas, 1981). O declive ou o expoente de libertação difusional (n) para os sistemas de administração de fármacos por via dérmica foram calculados e considerados como sendo de 0,905 a 0,910 (ou seja, próximos da unidade) para todos os produtos (Fit. 12,41). Assim, é evidente a libertação independente do tempo do fármaco a partir destes sistemas, seguindo uma cinética de ordem zero (Langer e Peppas, 1981). Obteve-se uma relação linear no gráfico da libertação cumulativa do fármaco em função do tempo, exibindo uma libertação de ordem zero (Fig. 13,15) com todos os sistemas transdérmicos preparados, exceto os sistemas não liofilizados.

Da mesma forma, foi observada uma taxa de libertação melhorada com sistemas transdérmicos baseados em Eudragit Rs-100 (ou seja, 0,117 a 0,162 mg/hr/cm2 para TDDS liofilizado e 0,097 a 0,156 mg/hr/cm2 para sistema transdérmico não liofilizado) ao aumentar a concentração de PVP (ou seja, 4 a 16% w/w).

O estudo de permeação cutânea in-vitro dos sistemas transdérmicos foi efectuado em células de difusão de Franz utilizando pele de cadáver humano. O tampão fosfato salino de pH 7,4 contendo 20% de PEG-400 foi utilizado como meio recetor na célula de difusão. Os dados obtidos com estes estudos foram representados como quantidade cumulativa logarítmica permeada vs. tempo logarítmico. O declive da porção linear foi utilizado para calcular o expoente de difusão (n) para decidir a cinética de permeação. Os expoentes de difusão para ambos os tipos de produtos (liofilizados e não liofilizados) foram de 0,946 a 0,968, o que é muito próximo de zero. Isto revelou que a permeação do fármaco através da pele seguiu uma cinética de ordem zero.

Por conseguinte, foi obtida uma relação linear após 30-60 min de tempo de registo na plotagem da quantidade cumulativa de fármaco permeado através da pele. O declive da parte linear do gráfico foi utilizado para calcular a taxa de permeabilidade cutânea. O tempo de atraso na permeação do fármaco através das camadas da pele pode ser atribuído ao tempo necessário para o fármaco penetrar no estrato córneo e noutras barreiras de difusão.

A permeação cutânea do fármaco a partir de adesivos transdérmicos de produtos liofilizados foi maior do que a dos não liofilizados. Isto pode estar diretamente relacionado com o seu melhor desempenho da taxa de libertação devido à natureza porosa uniforme. Além disso, observou-se que o sistema transdérmico de administração de fármacos liofilizado à base de Eudragit RL-100 tem uma taxa de permeação cutânea do fármaco (60 a 90 mcg/hr/cm2) superior à dos mesmos sistemas não liofilizados (ou seja, 45 a mcg/hr/cm2) do que o sistema transdérmico de administração de fármacos não liofilizado que apresenta uma maior permeação cutânea do fármaco (52,5 a 86,25 mcg/hr/cm2). Os sistemas à base de Eudragit Rs-100. Isto pode ser atribuído à maior libertação de fármaco do sistema.

Capítulo 11

RESUMO E CONCLUSÃO

Os sistemas terapêuticos transdérmicos são dispositivos feitos à medida para satisfazer as exigências da terapia atual. São concebidos para administrar o fármaco no pool sistémico a uma taxa controlada, resultando num nível de fármaco estável para uma resposta fisiológica/farmacológica constante.

O captopril é um medicamento de primeira linha no tratamento da hipertensão. Devido à sua curta semi-vida biológica e à sua baixa biodisponibilidade na presença de alimentos. Decidiu-se administrar o captopril a uma taxa constante através da via transdérmica durante um período prolongado.

Foi introduzida uma técnica mais recente, a "liofilização", para preparar uma membrana de controlo da taxa de libertação do captopril para o sistema transdérmico, uma vez que se pensou que esta técnica poderia minimizar a distribuição irregular do fármaco, para além de proporcionar um sistema canalizado para uma libertação mais rápida e melhor do fármaco.

O captopril foi estimado espectrofotometricamente a 214 nm utilizando o espetrofotómetro Backman DB-G, seguindo-se a lei de Beer Lambert na gama de concentrações de 2-16 ug/ml.

Os estudos de solubilidade e de partição do fármaco (em l-octanol : água) revelaram que o fármaco é de natureza hidrofílica e liofílica. A partição do fármaco no veículo cutâneo e a partição do fármaco no polímero também foram determinadas.

Para a estimativa do fármaco, foram selecionados como polímeros o eudragit RL-100, o eudragit Rs-100 e o PVP e como plastificante o ftalato de dibutilo.

A dose necessária para uma via transdérmica (10 cm2) foi calculada em 18,38 mg durante 24 horas com base nos parâmetros farmacocinéticos, mas considerando a partição do polímero do fármaco, a dose total de captopril incorporada num adesivo transdérmico foi de 26 mg e 1 mg da dose total (ou seja, 26 mg) foi incorporada na membrana de controlo da taxa. Os sistemas trilaminados foram concebidos e desenvolvidos para a administração de captopril através da pele. Este sistema era constituído por uma membrana de suporte, matrizes de reservatório de fármaco e membrana de controlo da taxa.

As membranas de controlo da taxa foram preparadas pelo método de liofilização e não liofilização. Em ambos os casos, o eudragit RL-100 ou o eudragit RS-100 foram utilizados com diferentes proporções de peso de PVP (4 a 16% w/w) juntamente com 0,1% w/w cada de tween 80 e span 80 como emulsionantes que também funcionam como plastificantes. As membranas de controlo da taxa de liofilização foram preparadas emulsionando 0,5% v/v de água destilada na solução de polímero do fármaco em clorofórmio com a ajuda de span 80 e tween 80 e moldando as películas. As películas moldadas foram secas à temperatura ambiente durante cerca de duas horas e depois foram mantidas no liofilizador a -40°c e -800 ma de pressão durante as duas horas seguintes. As observações microscópicas destas películas preparadas mostram uma distribuição uniforme do fármaco e dos poros.

As membranas de controlo da taxa não liofilizadas foram preparadas com a mesma quantidade de polímero, fármaco e outros ingredientes, as películas foram moldadas em substrato de mercúrio e secas à temperatura ambiente.

A matriz do reservatório do fármaco foi preparada com eudragit RL-100 : PVP numa proporção de peso de 50:50 em acetona/clorofórmio com 5,0% de captopril. O ftalato de dibutilo numa concentração de 10% w/w foi utilizado como plastificante. A matriz do reservatório do fármaco foi moldada em substrato de mercúrio e seca à temperatura ambiente.

Estas membranas de controlo de taxa liofilizadas e não liofilizadas e as matrizes de reservatório de fármacos foram estudadas em relação a vários parâmetros físico-químicos como a dureza. Resistência à tração, teor de humidade e transmissão de vapor de água.

A membrana de controlo da taxa e a matriz do reservatório do fármaco (colocada no meio) foram fabricadas num sistema tri-laminado utilizando uma folha de alumínio como terceira membrana.

Por fim, estes sistemas transérmicos foram caracterizados in vitro quanto à libertação e à permeação cutânea do fármaco. A libertação do fármaco a partir destes sistemas segue uma cinética de ordem zero independente do tempo, uma vez que o seu expoente difusional de libertação foi encontrado entre 0,905 e 0,910, o que é muito próximo de um. Por conseguinte, foi observada uma relação linear ao traçar um gráfico entre a quantidade cumulativa libertada e o tempo. O declive da parte linear foi utilizado para calcular a taxa de libertação dos respectivos produtos. A libertação inicial rápida foi observada em ambos os tipos de sistemas transdérmicos devido à libertação rápida do fármaco superficial presente no elemento de controlo da taxa. Os sistemas liofilizados apresentam uma libertação mais rápida do que os sistemas não liofilizados. Isto deve-se à presença de poros uniformes nos sistemas de agricultores que são susceptíveis de se formarem durante a migração de moléculas de água durante o processo de liofilização. Este tipo de técnica liofilizada deve, portanto, ter ajudado na formação de canais difusionais uniformemente distribuídos, e também teria minimizado o movimento do fármaco que geralmente ocorre no caso da técnica convencional de secagem à temperatura ambiente de moldagem de película. Assim, a uniformidade na distribuição das moléculas de fármaco, juntamente com a formação de poros uniformemente distribuídos, pode revelar-se promissora no desenvolvimento de adesivos transdérmicos com as caraterísticas desejadas e com boa reprodutibilidade.

Além disso, os sistemas de administração transdérmica de fármacos à base de eudragit RL-100 apresentam uma libertação mais rápida do que a do eudragit RS-100. E com o aumento da percentagem de polivinilpirrolidona em ambos os polímeros. Aumenta ainda mais a taxa de libertação.

O estudo in vitro da permeação cutânea do fármaco foi efectuado utilizando pele de cadáver humano e célula de difusão de Franz. As observações foram registadas durante 26 horas para os adesivos transdérmicos liofilizados e não liofilizados.

A cinética de permeação foi estabelecida traçando um gráfico entre o logaritmo da quantidade cumulativa permeada e o logaritmo do tempo e o declive da parte linear foi utilizado para calcular o expoente de difusão. Verificou-se que o expoente de difusão era de 0,946 a 0,968, o que é muito próximo da unidade. Por conseguinte, a permeação do fármaco através da pele seguiu a cinética de ordem zero e obteve-se uma relação linear após um período de 30-60 minutos. O declive da parte linear foi utilizado para calcular a taxa de permeação cutânea do fármaco. O tempo de percurso na permeação do fármaco através da pele pode ser estabelecido em função do tempo necessário para o fármaco penetrar no estrato córneo e 0 noutra barreira de difusão dérmica. A taxa de permeação cutânea do fármaco in vitro a partir de um adesivo de 1 cm2 do sistema liofilizado foi bastante superior à do adesivo não liofilizado de área semelhante e com a mesma concentração de polímero. Isso se deve à formação de poros uniformemente distribuídos, formados devido à liofilização. Além disso, observou-se uma maior permeação cutânea do fármaco com sistemas transdérmicos à base de eudragit RL-100 em comparação com o sistema de administração transdérmica à base de eudragit Rs-100. Isto pode ser atribuído à maior libertação de fármaco do sistema para a superfície da pele.

Com base nestes estudos, conclui-se que o captopril pode ser facilmente administrado à circulação sistémica por via transdérmica a uma taxa constante durante um período prolongado. Os produtos LRL3, LRL4 e LRL5 podem ser selecionados para um maior desempenho in vivo, uma vez que se verificou que a sua permeação cutânea se aproxima da taxa de permeação calculada necessária para atingir uma concentração plasmática eficaz.

BIBLOGRAFIA

1. Allen, D.J., Kwan. (1972). J. Pharm. Sci, 61, 107.
2. Baichwal, M.R. (1984). Eastern Pharmacist, 27, 314.
3. Bathala, Weinstein (1984). J. Pharm Sci., 73, 340.
4. Bernaed, B. (1983). J. Pharm. Sci., 72, 729.
5. Bhalla, H.C., Khanolkar, J.E. (1985). Ind. J. Pharm Sci., 47,78.
6. Blank, I.H. (1961). J. Invest Dermtol. 37,485.
7. Blank, I.H. e Schenplin, R.J. (1969). Br. J. Dermtol, 84,4.
8. Boekens, H., Fallois, M. (1988). Anal. Chem. 330, 431 por Anal. Abst. (1988). 50, 11D164.
9. Buyukayloei, s., Joshi, Y.M. Peck, G.E. e Banker, G.S. (1984), "Recent Advance in Drug Delivery Systems", Plenum Press, New York, 291.
10. Cavrini, V., Galli, R. (1988). Chromatograpohia, 23, 680, por Anal. Abst. (1988). 50 3E5.
11. Chandrasekaren, S.K., Bayse, W. e Shaw, J.E. (1978), J. Pharm. Sci., 67, 1370.
12. Chandrasekaran, S.K. (1983), Drug Dev. Ind. Pharm, 9, 520.
13. Chein, Y.W. (1982), "Novel Drug Delivery System", Marcel-Dekker Inc., Nova Iorque, 467. Nova Iorque, 467.
14. Chein, Y.W., Siddiqui, O. e Sun, Y. (1987), J. Pharm. Sci., 76, 341.
15. Cohen, J. Allen, Devlin (1982), J. Pharm. Sci., 71, 1251.
16. Cohen, J. Allen, Ivashkiv, (1984), J. Pharm. Sci., 73, 1493.
17. Crowford, R.R., Esmerician, O.K. (1971), J. Pharm. Sci., 60, 314.
18. Donbrow, M., Friedman, M. (1975). J. Pharm. Sci, 64, 76.
19. Drumer, Jarrott, Louis (1984), J. Chromat. Biomed. Appl. 30, 83, através de Anal. Abst. (1987), 46, 8D77.
20. Duncon, F.M., Martin, V.I. (1979), Clin. Chem. Ata, 3, 295.
21. Goodman, A.G. e Gilman, A. (1980), "The Pharmacological Basis of Therapeutics", 7ª ed., Macmillan, Nova Iorque, p. 648.

22. Griescure, R.D., J. Soc. Cosmet. Chem. (1960), 11, 75.

23. Guy, H.R. Hadgraft, J. (1985), J. Pharm. Anal. 5, 113.

24. Irashkiv, Engene (1984), J. Parm. Sci., 73, 1427.

25. Iyer, B.M. Vasovada, R.C. (1979), J.Pharm. Sci., 68, 783.

26. Jain, N.K., Patel, B.K. (1983), The Eastern Pharmacist,26,40.

27. Jain S.K. Vyas, S.P. (1990a), Drug Dev. Ind. Pharm., 16,1565.

28. Jain, S.K., Vyas, S.P. (1990b), J. Controlled Release, 12, 257.

29. Jarrot, B. Evson, Hooper (1984). J. Pharm. Sci., 70, 665.

30. Kaelin, Hawold, Poet e Raymon, B (1982), J. Pharm. Sci., 71, 1134.

31. Karim, A. (1984), Drug Dev. Ind. Pharm. 9, 672.

32. Kionshita, H. Nakamara, R. (1986), J. Pharm. Sci., 75, 711.

33. Kirshchbaum, J. Perlman, S. (1981), J. Pharm. Sci., 206, 311.

34. Langer, R.S. e Peppas, N.A. (1981), Biomaterials, 2, 201.

35. Leo, A. Hansche, E.D. (1971), Chem. Rev. 71, 525.

36. Matsukiet, Y., Ito, T. (1987). J. Chromat. Biomed Appl. 61, 79, através de Anal. Abst. (1988), 50, 2D112.

37. Mohamed, M.E., Tawakkal, M.S. (1983), Pharmakother. Laboratoriums, 1163, por Anal. Abst. (1984), 46, 6E49.

38. Nickoloff, E.L. Tu, J. Liu, (1984), The Drug Monit. 6, 59, por Anal. Abst. (1984), 46 10D103.

39. O'Neil, C.T. (1988). Int. J. Pharm. 48, 247.

40. Perlman, Solomon, Kirshbaum J. (1984), J. Chromat. 206, 311.

41. Scheuplein, R.J., J. Invest. Dermatol. (1965), 334.

42. Scheuplein, R.J. (1967), J. Invest Dermatol. 79.

43. Scheuplein, R.J. (1973), J. Invest. Dermatol, 286.

44. Sciarra, J.J., Patel. S.P. (1976), J. Pharm. Sci., 65, 1519.

45. Seth, A.K. (1983), M. Pharm. Tese, Universidade de Saugar, Sagar (M.P.)

44.

46. Shaw, J. (1984), Am, Heart J., 108.

47. Shimada, Kazutake (1983), J. Chromat., 227, 107. Através de Anal. Abst. (1983), 44, 1D103.

48. Singh, J., Robinson, D.M. (1988), Drug Dev. Ind. Pharm 14, 545.

49. Tojo, K (1988), Int. J. Pharm, 43, 201.

50. Valia, K.H. Tojo, K., Chein Y.W. (1985), Drug Dev. Ind. Pharm., 11, 1133.

51.Vitt, Elelvic Industrial Co. Ltd., através da Chem. Abst. (1983), 99, 1814734.

52. William, D. Rhine, Dean, S.T. (1980), J. Pharm. Sci., 69, 265.

53. William, R. Good, L. (1983), Drug Dev. Ind. Pahrm., 9, 625.

54.Zatz, J.L. (1983), Drug Dev. Ind. Pharm., 9, 561.

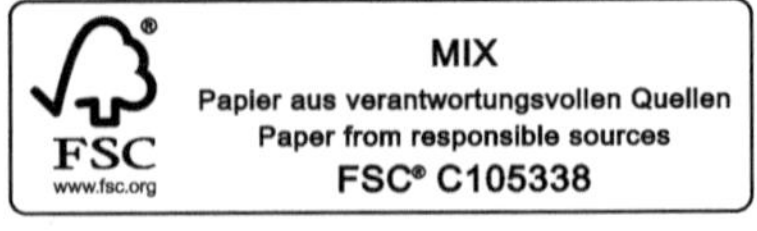

Printed by Books on Demand GmbH, Norderstedt / Germany